Das ABC für Großeltern

Marianne und Reinhard Kopp

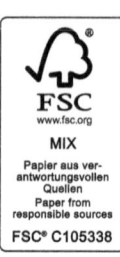

Bibliografische Information der Deutschen Nationalbibliothek:
Die Deutsche Nationalbibliothek verzeichnet diese Publikation in der Deutschen Nationalbibliografie; detaillierte bibliografische Daten sind im Internet über http://dnb.dnb.de abrufbar.

© 2019 Marianne und Reinhard Kopp

Edition GroßelternAkademie

Herstellung und Verlag: BoD – Books on Demand, Norderstedt

ISBN: 978-3-748-120216

Inhaltsverzeichnis

A wie Achtsamkeit

Achtsamkeit bedeutet, für sich selbst Sorge zu tragen und Verantwortung zu übernehmen. Niemand hat das Recht, über Sie zu bestimmen, auch nicht Ihre Kinder und Enkel.

Sie können nicht von andern manipuliert werden, wenn Sie gelernt haben, auf sich selbst zu achten. Persönlichkeit, Gesundheit, Beziehung und Emotionen gehören auf Ihre persönliche Achtsamkeitsliste. Dennoch schließt das eine das andere nicht aus. Selbstachtung ist kein Selbstzweck, sondern begründet die Achtung für unser Umfeld. Wer Achtsamkeit übt, vergisst seine Kinder und Enkel nicht. Gerade weil uns die Liebsten am wichtigsten sind, sollten wir uns in persönlicher Achtsamkeit üben. Niemand hat etwas von erschöpften, kranken Großeltern, die sich ständig übernehmen, weil sie nicht gelernt haben, mit sich selbst achtsam zu sein.

Wer jedoch ausschließlich auf sich achtet, wird ein Egoist, wer nur auf andere achtet, verliert sich selbst. Seien Sie behutsam mit sich, und überfordern Sie Ihr Umfeld nicht. Wer achtsam mit sich und den Enkeln umgeht, meistert Herausforderungen besser.

Achten Sie darum auf Ihre Gesundheit

Wann waren Sie das letzte Mal beim Arzt, um sich so richtig durchchecken zu lassen? Was tun Sie vorbeugend für Ihren Gesundheitsschutz? Wie halten Sie es mit der Ernährung? Treiben Sie ein wenig Sport?

Achten Sie auf Ihre Partnerbeziehung

Das gilt auch für Ehepaare, die bereits goldene Hochzeit gefeiert haben. Natürlich sind viele Strukturen über Jahre gewachsen oder eingefahren, natürlich kennt man sich bestens und dennoch, vergessen Sie nie: Ihr Ehemann oder die Ehefrau ist der wichtigste Mensch in Ihrem Leben und sollte Vorrang vor allem anderen haben. Ideal aber wäre, wenn Sie sich gemeinsam als Ehepaar für Ihre Enkelkinder einsetzen.

Frisch verliebt im Alter ist ja heutzutage keine Seltenheit. Wenn bei Ihnen also der zweite Frühling ausgebrochen ist, werden Kinder und Enkel Verständnis dafür haben, dass Sie Ihre Prioritäten zeitweilig ein wenig anders setzen. In solchem Fall wird sich die übrige Familie nicht als zurückgesetzt empfinden. Meistens aber hat der neue Partner oder die neue Partnerin ebenfalls eine Familie im Schlepptau. Jetzt liegt es an Ihnen, daraus eine große Sippe zu machen. Hier ist Achtsamkeit für alle gefragt.

Achten Sie auf Ihre Freundschaften und Bekanntschaften

Wenn Sie wegen der Kinder und Enkel alle Beziehungen zu Ihren Freunden und Bekannten gekappt haben, machen Sie sich abhängig von Ihren nächsten Verwandten. Das könnte höchst gefährlich werden, weil nämlich weder Kinder noch Enkel ein Gleiches tun werden. (Glücklicherweise!)

Wer sein Leben so einrichtet, dass Kinder und Enkel die einzigen Bezugspersonen sind, gerät unweigerlich in Schieflage. Der Erwartungsdruck von beiden Seiten wird immens in die Höhe getrieben und nicht selten kommt es zum Knall, zu Verdruss und sogar dazu, dass sich Großeltern, Kinder und Enkel total entzweien. Wenn Sie aber Freundschaften pflegen, sich mit Bekannten treffen, ob im Verein, einer Kirchengemeinde oder anderswo, erweitern Sie Ihren Lebensradius beträchtlich. Das macht Sie umgänglicher, verschafft Ihnen Respekt und lässt Sie das Leben aus einer anderen Perspektive sehen. So ein gegenseitiger Austausch kann sehr befruchtend auf Ihre Enkel-, bzw. Kinderbeziehung wirken. Und auch Sie tragen Ihren Teil dazu bei, wenn Sie Ihren Bekannten oder Freunden ein wenig von Ihrer Erfahrung im Umgang mit der Enkelfamilie mitteilen.

Achten Sie auf Ihren Zeitplan

Lassen Sie sich Ihr Zeitmanagement nicht aus der Hand nehmen. Auch wenn Sie versprochen haben, sich um die Enkel zu kümmern, bestimmen immer noch Sie über Ihre Zeit. Am besten ist es, einen Kalender zu führen und mit der Enkelmutter oder dem Vater die Termine abzustimmen. Natürlich gibt es Unvorhergesehenes, wie z.B. kranke Enkel oder auch Eltern, die ganz plötzlich ins Krankenhaus müssen oder für eine berufliche Herausforderung Enkelbetreuung brauchen. Es sollte selbstverständlich sein, dass wir Großeltern dann, soweit es machbar ist, unsere eigenen Pläne hintenan stellen und unsern Kindern hilfreich unter die Arme greifen.

Solche Ausnahmesituationen meinen wir hier gar nicht.

Jedoch fördern wir bei unsern Kindern das Empfinden, alles, was sie vorhaben oder ihnen spontan einfällt, sei eine Ausnahmesituation, wenn wir stets verfügbar sind. Lassen Sie nicht zu, dass das geschieht, sonst geht der Respekt Ihnen gegenüber verloren und Sie machen sich manipulierbar. Es ist zu befürchten, dass der Zeitplan der Enkel dann wichtiger wird, als Ihre eigenen Bedürfnisse.

Bestehen Sie darauf, dass man Termine mit Ihnen abstimmt und machen Sie klar, dass nicht immer Sie es sein müssen, die einen Besuch bei der Massage oder eine Verabredung im Schwimmbad sausen lassen, um das Enkelkind zum Ballett zu fahren, weil Mama einen Friseurtermin hat. Wenn Ihre Kinder und Enkel Sie als flexibel und hilfsbereit kennen, dürften Terminabsprachen und gegenseitiges Zurückstecken kein Problem sein. Dann wird die Enkeltochter auch einmal mit öffentlichen Verkehrsmitteln fahren, damit Omi den monatlichen Kaffeeklatsch mit ihren alten Schulfreundinnen nicht absagen muss – und es wird kein böses Blut daraus entstehen, weil Omi nicht einzuspringen gewillt war.

B wie Beziehungen

Beziehungen gehören zu einem gesunden Sozialverhalten. Kontaktpflege innerhalb und außerhalb der Familie ist deshalb wichtig für uns und unsere Mitmenschen. Beziehungspflege sollte ein Geben und Nehmen sein. Kinder und Enkel, die regelmäßig bei uns vorbeischauen und Großeltern, die ein Gleiches tun.

Persönliche Gespräche, Verabredungen, einander helfen, miteinander etwas unternehmen, Fahrdienst für die Enkelkinder übernehmen – all das gehört zur persönlichen Beziehungspflege. Wer weiter auseinander wohnt, kann telefonieren, Briefe schreiben oder SMS, bzw. Mails.
Die Beziehungspflege sollte oberste Priorität bei den Großeltern haben. Beziehungspflege aber braucht Aktion, Aktivität. Wer nur in seinem Ohrensessel auf die andern wartet, wird sicher enttäuscht werden. So funktioniert das nicht. Gehen Sie für die Beziehungspflege in die Offensive, machen Sie den ersten Schritt: Laden Sie zum Essen ein oder bieten Sie Hilfe an, kümmern Sie sich um die Enkelkinder oder suchen Sie sich anderes, mit dem Sie die gestressten jungen Eltern entlasten können.

Beziehung kann auch Krisenmanagement bedeuten. Fungieren Sie dann als Mediator zwischen Enkeln und Eltern oder zwischen den Enkeln. Versuchen Sie sich mit dieser Rolle aber nicht zwischen den Partnern, das wäre ein Beziehungskiller.

Beziehung zu sich selbst

Wovon träumten Sie, als Sie noch jung waren? Wie haben Sie damals Ihr Leben geplant? Nur wenige können verwirklichen, was sie sich vorgenommen haben. Die meisten wurden von dem, was wir »Leben« nennen, in die Pflicht genommen und nicht gefragt, ob es ihnen passt oder nicht. Ein Leben zwischen Beruf und Familie ließ uns jeden Eigenanspruch vergessen oder fast vergessen. Manchmal blitzte da zwar noch der Traum von damals durch und Wehmut kam auf.

Bevor Sie es machen, wie man es in manchem Roman liest, alles hinschmeißen und hinter sich lassen, um einen Traum zu leben, versuchen Sie doch, sich selbst zu finden. Bauen Sie zu sich wieder eine Beziehung auf. Nehmen Sie sich Zeit, sich selbst zu finden. Beleben Sie Ihre Hobbys wieder und wenn Sie nie eines hatten, suchen Sie sich eines: malen Sie, schließen Sie sich einem Leseklub an, musizieren Sie, machen Sie irgendwas, das nur Ihnen gehört und Ihnen Erfüllung gibt.

Kümmern Sie sich um Ihr Aussehen, Ihre Erscheinung. Gehen Sie zur Typberatung und lassen Sie sich erklären, wie Sie mit Ihren »Problemzonen« umgehen können. Lieben Sie die Zurückgezogenheit, dann legen Sie dafür ein Zeitfenster fest, in dem Sie niemand stören darf. Mögen Sie aber Gesellschaft, schließen Sie sich einem Verein an, gehen Sie in einen Chor oder suchen Sie andere Möglichkeiten, wo Sie mit Menschen zusammentreffen. All das sind Möglichkeiten, zu sich selbst zu finden. Wer eine gute Beziehung zu sich selbst hat, der wird zufrieden und kann mit Konflikten besser umgehen.

Beziehung zur Familie

Achten Sie darauf, dass die Beziehung zu Ihrer Familie, vor allem, den Kindern und Enkeln, nicht zu einer besitzergreifenden wird. Dann nämlich werden Sie sehr beleidigt reagieren, wenn Ihre Kinder eine Party nur mit Freunden feiern und Sie außen vor gelassen werden. Bei einer guten Beziehung werden Sie dafür nicht nur vollstes Verständnis äußern, sondern eventuell sogar noch einen Kuchen oder Salat beisteuern. Die Beziehung einer Familie untereinander lebt nämlich auch von einer gesunden Distanz. Wir müssen nicht alles wissen, nicht überall dabei sein und schon gar nicht automatisch der Mittelpunkt. Wer zu dicht am andern sein will, erdrückt ihn oder sie und behindert damit eine eigenständige Entwicklung.

Es wäre sehr egoistisch, wenn Sie es darauf anlegen, dass Ihre Kinder ohne Sie nicht zurechtkommen. Was werden die tun, wenn es Sie nicht mehr gibt? Oder umgekehrt? Was täten Sie, wenn Ihren Kindern etwas zustieße? Wären Sie dann ebenfalls lebensuntüchtig?

Auch wenn unsere Familie unser wichtigster Lebenspunkt sein sollte, darf die Beziehung nicht zu gegenseitiger Unfähigkeit oder Untüchtigkeit führen. Wie viele Eltern-Kind-Beziehungen sind schon zerbrochen, weil sich die Kinder nur dadurch aus der Fesselung durch die Eltern befreien konnten, indem sie sich aus dem Staub machten. Weg von daheim, weg von der permanenten Kontrolle, weg davon, dass Vater oder Mutter immer alles bestimmten, keinen Raum ließen für Eigeninitiative, niemals locker waren.

Wenn Angst Ihre Beziehung zur Familie bestimmt, müssen Sie etwas ändern. »Das Gegenteil von gut ist gut gemeint«, lautet ein gängiger Spruch. Wenn Sie also Kinder und Enkel permanent kontrollieren, überall etwas dagegen haben oder Bedenken anmelden – alles »gut gemeint« – werden Sie bald gemieden werden. Junge Menschen brauchen Freiräume, die Erlaubnis zu experimentieren, sich auszuprobieren und dabei auch Fehler machen zu dürfen. All das müssen wir ihnen zugestehen.

Beziehung zu den Mitmenschen

Die Nachbarn, die Verkäuferin oder der Betreuer vom Pflegedienst, der Kreuzfahrtdirektor und unser Hausarzt – das sind unter anderem unsere Mitmenschen. Welche Beziehung haben wir zu diesen »Fremden«? Behandeln wir sie, eben, weil sie Fremde sind, herablassend oder gehen wir respektvoll mit ihnen um? Ist unser Umgang von Höflichkeit geprägt oder mischen wir uns ein, drängeln uns vor, lassen uns nichts sagen und pöbeln verbal? Die Beziehung zu unseren Mitmenschen fordert von uns ein gehöriges Maß an Flexibilität.

Da ist die Verkäuferin nicht gut drauf oder der Hausarzt kurz angebunden. Oder auf der Urlaubsfahrt wird unserer Beschwerde kein Gehör geschenkt. Alles Gründe, auch mal ärgerlich zu werden. Aber kein Grund, Höflichkeit und Respekt außen vor zu lassen.

Gerade in Beziehung zu unseren Mitmenschen gilt: wie wir in den Wald hineinrufen, so schallt es heraus.

Beziehung zu unseren Finanzen

Die Zahl der armen Menschen in unserm Land ist in stetigem Steigen begriffen. Die Menschen, die von staatlicher Fürsorge leben, werden mehr. Genauso wie die Summen, die angeblich in den nächsten Jahren vererbt werden. Vorfreude also auf der einen, Frust auf der anderen Seite. Das Pendel im Umgang mit Finanzen schlägt von totalem Geiz zur totalen Verschwendung aus. Während sich die einen nichts gönnen, werfen die andern mit Geld nur so um sich.

»Wir verprassen das Erbe unserer Kinder«, lesen wir an manchem Wohnmobil. Das soll heißen: Wir gönnen uns auch etwas, anstatt jeden Cent zurückzulegen. Warum nicht. Wer sich von seinem schwer verdienten Geld selbst etwas Gutes tut, ist keinesfalls zu verurteilen. Solange wir leben, dürfen wir mit unserm Geld anfangen, was uns gefällt, da haben sich unsere Kinder und Enkel nicht einzumischen. Werden sie auch nicht, solange Oma und Opa nicht plötzlich den Eindruck erwecken, sie brauchten in finanziellen Belangen Betreuung. Die meisten Familienmitglieder werden es den Großeltern gönnen, wenn sie es sich endlich mal gut gehen lassen. Solche Großeltern werden nämlich nicht die Bedürfnisse der andern vergessen und egozentrisch nur an sich denken.

Auch wer finanziell so schlecht gestellt ist, dass er auf Spenden aus dem Tafelladen angewiesen ist, verliert seine Würde nicht. Auch wenn diese Großeltern kein Enkelstudium finanzieren werden und dem Sohn kein Auto kaufen können. Selbst kleinste Geldbeträge lassen sich klug verwalten. Wenn es keine Kreuzfahrt wird, dann doch eine Wanderung mit Verpflegung aus dem Rucksack. Es ist immer wichtig, wie kreativ wir mit unserer Situation, unseren Gegebenheiten umzugehen verstehen. Wir können jammern und passiv bleiben oder kreativ werden. Nehmen Sie Ihre Enkel auf so eine Rucksacktour mit und entdecken Sie Ihre Umgebung. Verkneifen Sie sich dabei Gefühle, wie den Neid auf Menschen, denen es viel besser geht.

Neid macht hässlich, nicht nur äußerlich. Neid zerstört uns innerlich. Wer neidisch ist, verschiebt die Ursachen. Dann suchen wir die Ursache für unsere Misere vornehmlich bei den andern: der Firma, dem Amt. Unsere Kinder sind schuld, wegen ihnen mussten wir unsere Erwerbsbiografie unterbrechen und stehen jetzt mit leeren Händen da. Meinen wir. Dieses Denken lähmt unser Handeln, lässt uns in Selbstmitleid versinken und trübt unsern Blick. Auch wenn Sie unschuldig in Not geraten sind, lassen Sie sich nicht hängen. Lernen Sie, Ihre Ansprüche herunterzuschrauben und üben Sie sich in Zufriedenheit. Anstatt aufzuzählen, was Sie nicht haben, zählen Sie lieber auf, was Ihnen noch geblieben ist und lernen Sie damit zu leben. Die Nachbarn von nebenan leisten sich schon wieder eine neue Einrichtung? Setzen Sie sich nicht in Wettbewerb mit ihnen, lassen Sie sich nicht von dem Denken gefangen nehmen, was »man« denken könnte, weil bei Ihnen immer noch alles beim Alten ist. Und sollte die Nachbarin Sie hereinbitten, damit Sie die Neuerwerbung bestaunen können, lassen Sie alle Neidgefühle außen vor, versuchen Sie, sich ehrlich mit den Leuten zu freuen und tun Sie das auch kund.

Wenn Sie es nie dicke hatten, sollten Ihre Kinder mit dem wichtigen Satz: »das können wir uns nicht leisten« aufgewachsen sein. Dieser magische Satz darf keine verkappte Bettlerformel werden, sollte Ihren Kindern aber vermitteln, dass manche Wünsche unerfüllbar bleiben werden. Und dass diese Unerfüllbarkeit keine Katastrophe darstellt. Ihre Kinder sollten lernen, dass es immer Menschen geben wird, die mehr Geld als sie im Portemonnaie haben. Dass reiche Menschen nicht unbedingt böse Menschen sind und arme nicht zwangsläufig Asis, kriminell oder unfähig. Die Welt wird immer aus Reichen und Armen bestehen. Bringen Sie Ihren Kindern aber bei, dass es immer möglich ist, ein klein wenig zu sparen und wie wichtig es ist, seine Wünsche und Bedürfnisse den finanziellen Gegebenheiten anzupassen. So reduzieren Sie Frust und Neid bei sich und Ihrer Familie.

Beziehung zu unseren Hobbys

Wer ein Hobby pflegt, kann sich der Bewunderung und Akzeptanz durch seine Umgebung sicher sein. Ob Angeln, Fußball, Briefmarkensammeln, Wandern, Gärtnern, Musizieren – Zeitvertreib jeglicher Art ist eine sinnvolle Aufgabe, weckt die Lebensgeister, verhilft zu einer positiven Entwicklung, schafft Zufriedenheit und Sinn.

Doch ist Vorsicht geboten, wenn Opas Zeit gänzlich von solch einem Hobby verschlungen wird, wenn Oma sich um nichts anderes kümmert, als um ihr Hobby. Wenn deswegen von Kindern und Enkeln übermäßig viel Rücksicht abverlangt wird.

Toll wäre, wenn es den Großeltern gelingt, die ganze Familie für ein Hobby zu begeistern und dieses Freizeitangebot damit zu einem verbindenden Element wird. Gemeinsames Wandern oder gemeinsame Begeisterung für eine Sportart, das Besuchen von Wettkämpfen oder eine Entdeckertour fördern das Miteinander und helfen, unnötige Streitereien zu vermeiden.

C wie Charakter

Es stimmt nicht, dass ältere Menschen sich nicht mehr verändern können. Solche Annahme ist meistens der Bequemlichkeit geschuldet.
Auch ältere Menschen dürfen die eigene Persönlichkeitsentwicklung
voranbringen. Sie dürfen weiterhin lernen, zurückzustecken, sich in
Nichteinmischung zu üben, in Dankbarkeit und Bescheidenheit. Oder
auch darin, etwas zu wollen. Auch das will geübt sein: seinen eigenen
Willen zu entwickeln, anstatt zu allem ja und Amen zu sagen. Sie sehen
schon, da tut sich ein vielfältiges Übungsfeld auf. Darum: Bleiben Sie
lernfähig. Lassen Sie sich von Ihrem Umfeld etwas sagen, auch Kriti-
sches. Lernen Sie, sich zu hinterfragen. Persönlichkeitsentwicklung
funktioniert nur im Dialog mit den andern. Enkel sagen meistens un-
verblümt, wenn ihnen an uns etwas nicht gefällt. Und Großeltern, die
Kritik annehmen, verlieren nicht den Respekt der Enkel, das Gegenteil
ist der Fall.

Veränderungen wollen

Veränderung muss gewollt sein. Wer streitsüchtig ist oder übermäßig
zur Flasche greift und das ganz in Ordnung findet, wird keine Veränderung erleben. Denn Veränderung ist etwas, das wir selbst in der
Hand haben und aktiv gestalten müssen.

Ganz am Anfang steht so etwas wie eine Analyse. Wenn wir merken,
dass unser Ist-Zustand nicht ganz dem Ideal entspricht, gibt es zwei
Möglichkeiten. Entweder geben wir uns mit dem, wie es ist, zufrieden,
oder wir wünschen uns eine Veränderung. Dass wir nicht mehr so viel
trinken oder ungesunde Sachen essen, dass sich das Verhältnis zu unseren Kindern bessert, dass wir besser mit unseren Mitmenschen aus-
kommen. Oder, dass wir nicht immer so schnell aus der Haut fahren,
nicht jedes Gespräch im Streit endet.
Was immer es ist, das einer Veränderung bedarf, Sie müssen es wollen.
Es nützt Ihnen nichts, wenn Kinder und Enkel mahnend neben Ihnen
stehen, weil Sie an diesem Abend bereits die zweite Flasche Wein an-

zapfen. Es nützt nichts, wenn Sie beipflichtend nicken, wenn der Arzt davon spricht, dass Sie Ihr Gewicht reduzieren müssen. Dann nämlich gehen Sie heim und sagen sich: Mach ich schon noch, irgendwann einmal, aber nicht heute.

Die meisten verändern erst etwas, wenn der Leidensdruck so hoch ist, dass es mit ihrer Gesundheit, Partnerschaft oder dem Job auf Messers Schneide steht. Lassen Sie es nicht so weit kommen. Lassen Sie in sich den Wunsch reifen, dass es Veränderung geben muss. Begreifen Sie, dass in diesem Moment nur Sie den Schlüssel zur Veränderung in der Hand haben.

Veränderungen zulassen

Wer Veränderung will, wird alles tun, damit es geschehen kann. Wer Veränderung will, wird sie auch zulassen. Wer weg will vom übermäßigen Alkoholgenuss, wird alles beseitigen, was ihn in Versuchung bringen kann: er wird den Alkohol aus seinem Haus entfernen und die Gassi-Strecke mit dem Hund so umverlegen, dass sie nicht mehr an der Stammkneipe vorbeiführt. Das wäre ein erster Schritt.

Wer sich nicht mehr streiten mag, wird anfangen, den andern ausreden zu lassen, sich in Toleranz üben und darin, nicht immer überall seinen »Senf« dazuzugeben. Oder wird lernen, dem streitbaren Menschen einfach aus dem Weg zu gehen. Vielleicht müssen wir dabei auch um Hilfe bitten.

Wenn Trauernde nicht wissen, wie es zurückgeht ins Leben, können sie eine Selbsthilfegruppe besuchen. Dort treffen sich Gleichgesinnte. Menschen mit gleichen Problemen helfen sich gegenseitig auf dem Weg der Bewältigung. Selbsthilfegruppen gibt es für fast alle Arten von Problemen und Krankheiten. Und wenn es für Ihr Problem keine gibt, dann gründen Sie eine. Fast in jeder Stadt helfen inzwischen übergeordnete Netzwerke dabei und stehen Ihnen gerne beratend zur Seite. Menschen, die sich verändern, sind angenehme, mitfühlende Menschen. Menschen, die fast keine Vorurteile haben. Menschen, in deren Nähe man gerne verweilt.

Gelassenheit walten lassen

So ein Prozess der Veränderung dauert meistens sehr lange. Veränderung schaffen wir nicht innerhalb von Stunden oder Tagen.

Wer sich einmal aufraffen konnte, seinen Schreibtisch zu entrümpeln hat damit noch lange nicht das Rezept dafür entdeckt, wie andere es schaffen, ihren Schreibtisch permanent in Ordnung zu haben. Dem »Sammler« wird es vorerst ein Rätsel bleiben, warum sich auf seinem Schreibtisch innerhalb kurzer Zeit wieder diverse Stapel finden, während bei den andern mindestens eine halbe Tischfläche frei bleibt. Im Vergleich mit den andern kann so ein »Sammler« schnell frustriert werden. Darum müssen alle, die sich auf Veränderung einlassen wollen, viel Gelassenheit walten lassen. Gelassen sein und dran bleiben, so geschieht Veränderung.

D wie Dankbarkeit

Dankbarkeit sollte für alle Großeltern zur Pflichtübung erklärt werden. Weil dankbare Menschen eine anziehende Aura haben. Dankbare Menschen leben gesünder und sind zufriedener. Sie machen es sich und ihrer Umgebung leichter. Dankbare Großeltern zumal.

Dankbare Menschen sind keine Realitätskaschierer. Sie sehen sehr wohl, wo der Hase im Pfeffer liegt und können auch schon mal ungerührt den Finger in die Wunde legen. Doch macht es einen Unterschied bei der Problembenennung, ob man aus Schadenfreude oder aus einer positiven Einstellung handelt. Wer schadenfroh handelt, sucht nach Schuldigen, wer positiv denkt, nach Lösungen.

Dankbare Menschen leben gesünder

Dankbarkeit lenkt unsern Blick auf die positiven Dinge im Leben und lässt uns optimistischer sein im Umgang mit unserer Familie und den Mitmenschen.

Dankbarkeit verändert unsern Blick auf Ereignisse und Personen. Und damit verändert Dankbarkeit auch uns selbst.

Dankbar zu sein, kann man sich wirklich vornehmen

Gehen Sie mit offenen Augen durch Ihren Alltag und Sie werden eine Menge finden, wofür Sie dankbar sein können. Und selbst wenn es mal nicht so läuft, wie Sie es sich wünschen, versuchen Sie, auch in solchen Situationen einen Grund für ein bisschen Dankbarkeit zu finden. Und Sie werden sehen, gleich meistern Sie solche Situationen besser.

Damit aus Ihnen keine griesgrämigen, schimpfenden Großeltern werden, gibt es nur eins: Üben Sie sich in Dankbarkeit.

E wie Erfahrung

Großeltern haben viel mehr Jahre auf dem Buckel, als die jungen Küken, unsere Enkel. Was weiß das junge Gemüse denn schon vom Leben, seinen Gefahren und lauernden Fallen? Weil Großeltern naturgegeben viel älter sind als der Nachwuchs der zweiten Generation, haben sie natürlich einen reichen Erfahrungsschatz. Weshalb manche auch so tun, als hätten sie die Weisheit mit den berühmten Löffeln gefressen und statt vernünftiger Argumente bekommen die Enkel dann zu hören: »Du bist ja noch grün hinter den Ohren«, bzw., »noch nicht trocken«. Prallt die kindliche Erfahrung mit solchen Totschlagargumenten zusammen, wird sie sich verletzt davon machen, ihre Blessuren lecken und sich vornehmen, nie wieder mit den Großeltern eine Erfahrung zu teilen. Das wäre dann schade für beide Seiten, weil nämlich auch noch Vertrauen und Kommunikation Schaden genommen haben.

Warum gleichen wir unsere Erfahrungen nicht einfach miteinander ab, anstatt den Enkeln einfach etwas überstülpen zu wollen? Lehren wir sie doch, zu differenzieren, anstatt alles und jeden über einen Kamm scheren zu wollen. Nein, die Jungs sind nicht kollektiv bescheuert, bloß weil einer von ihnen die Enkelin im Stich gelassen hat. Und die Weiber sind nicht alle blöd, auch wenn sie immer nur kichern, wenn sich unser Enkelsohn ihnen nähert. Und nicht gleich alle Lehrer sind eine Katastrophe, weil bei einem das pädagogische Geschick zu wünschen übrig lässt.

Unsere Bewertung hängt nämlich mit unserer Lebenseinstellung zusammen. Ist das Glas halb voll oder halb leer? Überhöhen wir unsere Erinnerungen oder lassen wir sie in einem ganz düsteren Licht erscheinen?

Denken Sie daran: Früher war nicht alles besser und heute ist nicht alles schlechter. Deshalb unser Rat: Machen Sie mit den Enkeln gemeinsame Erfahrungen. Unternehmen Sie etwas zusammen, lassen Sie die Kinder im Garten mithelfen und begleiten Sie sie dafür zum Baden, Eis essen oder ins Kino.

Vielleicht haben Sie Höhenangst und geben sich dennoch einen Ruck, um gemeinsam mit dem Enkel einen Turm zu besteigen. Auch wenn die Angst hinterher nicht verschwunden ist, aber für Ihren Enkel sind Sie bestimmt ein Held. Das wäre doch eine ganz neue Erfahrung, oder?

Was unsern Familienmitgliedern unsere guten Erfahrungen bringen

Unsere Enkel können aus unseren guten Erfahrungen unbedingt einen Lerneffekt ziehen. Wenn sie ähnlich handeln, werden auch sie ähnlich gute Erfahrungen machen. Wenn Sie sich beim Fahren immer in der Temponorm bewegen, riskieren Sie keine Punkte in Flensburg. Das sind Erfahrungen, die weiterzugeben es sich unbedingt lohnt. Gute Erfahrungen verändern unser Denken.

Von Natur aus sind wir gepolt, vorrangig Schlechtes zu erfahren. Wenn wir uns aber darauf konzentrieren, dass wir Gutes erleben wollen, verändern wir auch unsere Denkstruktur und die unserer Mitmenschen. Wir können es darauf anlegen, gute Erfahrungen zu machen. Wenn Opa seinem Enkel erklärt, dass es sich lohnt, seiner Frau treu zu sein, könnte der Enkel sich diese Erfahrung so zu eigen machen, dass auch er dementsprechend handelt. Weil er die Auswirkungen solchen Vorsatzes bei Oma und Opa sieht.

Was unserer Familie unsere schlechten Erfahrungen bringen

Opa hat schlechte Erfahrungen bei einer Finanzaktion gemacht. Er hat den Versprechen geglaubt und viel Geld verloren. Zwar ist er inzwischen klüger, aber auch um etliche Euros leichter. Das bedeutet, er kann dem Sohn nicht den versprochenen Zuschuss zum neuen Auto geben. Wenn er mit dieser schlechten Erfahrung offen umgeht, nichts beschönigt, sich aber auch nicht unnötig selbst belastet, wird das für alle eine Lehre sein. Der Sohn wird hoffentlich in Zukunft selbst die

Finger von windigen Geschäften lassen und der Enkel merkt sich: Wenn ich Geld verlieren, verliere ich unter Umständen auch das Auto. Auch schlechte Erfahrungen dürfen wir miteinander teilen. Allerdings so, dass wir die andern nicht über Gebühr belasten. Wenn Oma oder Opa eine schlimme Diagnose bekommen haben, dürfen sie erwarten, dass man ihnen hilfreich zur Seite steht, aber nicht, dass alle andern jetzt sozusagen ihr Leben anhalten, sich keine Freude mehr gönnen und nichts Schönes, weil es doch den Großeltern nicht gut geht.

F wie Familie

Die Familie ist die Ursprungszelle unserer Gesellschaft. Familienmitglieder sind solche Menschen, die man sich nicht aussuchen kann. Eltern staunen oftmals nicht schlecht darüber, dass alle Erziehung nichts hilft, weil der Nachwuchs sie einfach nur nachahmt. Denn oft werden aus der Leibesfrucht regelrechte »Früchtchen«, die Eltern und Großeltern manches Mal zur Verzweiflung bringen. Und fragen Sie in diesem Zusammenhang mal die Kinder. Die finden ihre Eltern auch oft unverbesserlich, langweilig, uncool, rückständig, altmodisch – würden sie mehrheitlich aber für kein Geld der Welt gegen andere Eltern eintauschen wollen. Weil man einander gewöhnt ist, sich liebt und streitet, versöhnt und verträgt. Sich erträgt. Reibungen gehören zum Familienleben dazu. Nur so können wir aneinander wachsen, nur auf diese Weise werden aus Enkelkindern brauchbare Erwachsene.

Wir alle dürfen Fehler machen und daraus lernen. Daheim, in der Familie, können wir sein, wie wir wirklich sind. Hier müssen wir nicht so tun als ob. Hier darf aller Ballast abfallen, denn Familie ist ein Rückzugsort. Hier erleben wir Zusammenhalt. Hier haben wir unseren Ursprung. Hier ist unsere Herkunft. Familie ist ein wertvoller Schatz, einfach, weil wir dazugehören.

Aber Familie wird immer zerbrechlicher, denn die Definition, wer oder was Familie ist, wurde erweitert und damit neu festgelegt. Sind wir Großeltern wirklich up to date? Üben wir Toleranz, was unsere Familie betrifft? Können wir mit Patchworkfamilien umgehen oder mit Familie, wo es zwei Väter oder Mütter gibt? Gilt unsere Familiensolidarität nur unserm eigen Fleisch und Blut, aber nicht dem Kind, das die Frau unseres Sohnes in die Ehe mitbrachte? Was tun wir, wenn unsere Enkel aufgrund wechselnder Partnerschaften ihrer Eltern drei oder vier Großelternpaar haben, anstatt zwei?
Familie kann manchmal eine verdammt harte Schule sein, und das bis ins hohe Alter. Versuchen Sie dennoch, nach dem Motto: Mittendrin,

statt nur dabei zu leben. Und Sie werden merken: Familie ist toll, in welcher Konstellation auch immer.

Familie als Keimzelle der Gesellschaft

In der Familie lernen die Kinder, wie das funktioniert mit dem Zusammenleben. Sie lernen, sich als Geschwister auszuhalten, dass Eltern die Verantwortlichen sind und vielleicht auch, wie das mit dem Zusammenleben mehrerer Generationen funktioniert. Besonders auf dem Lande, wo mehrere Generationen Hand in Hand die Wirtschaft führen, gilt das noch mit der Keimzelle.

Wer in der Familie Solidarität erfahren hat und ebenso gefordert wurde, hat ein sehr gutes Rüstzeug für ein eigenverantwortliches Leben erhalten. Verändert sich die Familie, verändert sich auch die Gesellschaft. Während Kinder heute kaum noch in die Welt gesetzt werden, um die Nachfolge zu sichern, oder den Fortbestand des Namens zu garantieren, war das vor ein paar hundert Jahren ganz anders. Damals waren Nachkommen gute Arbeitskräfte und Erben. Jedes Kind kannte seine Aufgabe und keinem wäre es eingefallen, dagegen zu rebellieren. Manchmal waren sie einfach nur unnütze Esser, die ihre Eltern zwangen, sich in stickigen Fabriken zu verdingen, um alle Mäuler am Tisch einigermaßen satt zu bekommen. Alles, was darüber hinausging, war ein unerreichbarer Luxus. Bildung zum Beispiel, eine Liebesheirat oder etwas Künstlerisches.

Seit dem Zweiten Weltkrieg hat sich das Familienbild radikal gewandelt. Inzwischen gelten auch zwei Frauen und ein Kind, bzw., zwei Männer und ein Kind als Familie und sind in allem den traditionellen Familien gleichgestellt. Das Kind wird nicht mehr in die Welt gesetzt, um seine Aufgabe beim Wasserholen und Feuerholz suchen zu erfüllen, sondern weil die Eltern es sich leisten können und kleine Menschen um sich wollen, denen sie ihre Liebe, alle ihre Emotionen schenken können. Oder, weil die Mutter wenigstens einmal schwanger sein wollte. Heute ist, dank einer Palette von Verhütungsmitteln die Schwangerschaft planbar und Mutterglück kann auch noch jenseits der sechzig winken, denn unsere medizinischen Möglichkeiten sind fast unbegrenzt. So wird die Keimzelle Familie allmählich zur medizinisch-technischen Einrichtung aus Eizellen- oder Samenspende.

Familie als Einfluss für die Gesellschaft

Die Familienpolitik in unserm Land lässt doch einiges zu wünschen übrig. Das beginnt bei Kita-Betreuungsplätzen und -Zeiten, geht über die Höhe des Kindergeldes und endet noch nicht in unserm Bildungssystem.

Wenden wir uns aber mal weg von den äußeren Bedingungen für Familien. Wenn es in einer Familie schlecht läuft, die Kinder nur unzureichend versorgt sind und die Ehegatten ständig im Clinch miteinander liegen, so hat das auch Einfluss auf die Mitmenschen. Kinder aus solchen Verhältnissen haben es schwer, im wirklichen Leben Fuß zu fassen. Wird ein Kind mit vorwiegend schlechten Erfahrungen ins Leben entlassen, wird es später kaum mehr gute Erfahrungen machen.

Die Zahl der Kinder, die von Amts wegen aus ihrem Elternhaus rausgenommen und in Obhut gegeben werden, steigt. Wenn die Familie nicht mehr funktioniert, hat das Auswirkungen auf die Gesellschaft und ihren Zusammenhalt. Wie soll eine Gesellschaft intakt bleiben, deren junge Generation mit so einer Hypothek ins Leben tritt? Solche Menschen werden schnell eine willige Beute radikaler Schwätzer.

Darum ist der Einfluss von uns Großeltern nicht zu unterschätzen. Hier sollten wir alles in die Waagschale werfen, damit die junge Generation einigermaßen in Balance kommt. Wir sollten mit unserer Erfahrung den Enkeln helfen, sich im Leben zurecht zu finden.

Familie als Schutzraum

Eigentlich ist es eine Selbstverständlichkeit, dass die Familie ihren Mitgliedern Schutz bietet. Das Leben unserer Enkel ist ein schützenswert hohes Gut. Ihre kleinen Seelen ebenfalls. Kinder physisch und psychisch zu schützen ist daher die Aufgabe vorrangig der Eltern, jedoch ebenfalls der Großeltern.

Nicht geschützt werden Kinder, wenn sie sich vorwiegend selbst überlassen bleiben, keine Regeln kennen und keinen Respekt. Es ist lobenswert, dass die körperliche Züchtigung heutzutage geahndet wird. Das bedeutet aber nicht, dass man Kindern keine Grenzen setzen darf.

Es ist als eine historische Errungenschaft anzusehen, dass auch ein Kind seine Meinung kundtun darf und seine Argumente gehört werden. Jedoch tun ihm Erwachsene keinen Gefallen, wenn sie sich in endlose Diskussionen verstricken lassen und den Teil der Verantwortung, der eigentlich ihnen obliegt, auf das Kind verschieben. Natürlich darf man ein sehr beharrliches Kind auch mal auflaufen lassen, aber bitte im Rahmen. Und der wird gesprengt, wenn es beispielsweise an einem frostkalten Morgen in Sandalen laufen will. Weil Familie Schutzraum und die Eltern verantwortlich für das Wohl des kleinen Menschen sind, müssen sie hier wirklich durchgreifen. Denn von kleinen erfrorenen Füßen und einer anschließenden Grippe hat niemand etwas.

Schutzraum Familie bedeutet auch, dass wir uns hier, in unsern vier Wänden, geben dürfen, wie wir sind. Wir müssen uns nicht verstellen, dürfen lachen, weinen, leiden oder uns unbändig freuen. Wir teilen Geheimnisse miteinander und genießen das Leben.

So sollte Familie sein und nicht ein Ort des Schreckens und der Angst. Kein Flecken, dem sich das Kind nur mit Grausen nähert und von wo es am liebsten ausbrechen würde. Kein Ort wie ein Gefängnis. Kein Ort, wo die körperliche Unversehrtheit nicht mehr gegeben ist, wo Vater oder Großvater auch in sexueller Hinsicht übergriffig werden und die Mutter oder Großmutter wegsieht. Kinder, die mit sexueller Gewalt aufgewachsen sind, werden später selber welche ausüben oder auf andere Weise straffällig. Und oft sind die familiären Keimzellen solche Art Elternhäuser, die wir als ganz »normal« empfinden.

Familie als Inspiration

Familie soll als »Förderverein« für den eigenen Nachwuchs dasein. Schon früh schälen sich beim Enkelkind die ersten Stärken oder

Schwächen heraus. Die einen gilt es zu fördern, an den andern zu arbeiten. Das eine Kind beginnt sehr früh, sich an Musikinstrumenten auszuprobieren, ein anderes liebt die Eisenbahn leidenschaftlich, solange es denken kann. Das eine wird vielleicht Musiker, das andere Lokomotivführer. Beide sind zufrieden, weil die Familie sie nach ihren jeweiligen Vorlieben gefördert hat. So funktioniert Familie als Inspiration. Unglücklich werden die Kinder, wenn die Familie als Rohrpost funktioniert. Du wirst irgendwo reingesteckt mit einem bestimmten Ziel. Und bist du erstmal losgeschickt, kannst du dich nicht mehr wehren.

Wenn Lebensläufe vorherbestimmt werden, kann der Mensch kaum glücklich werden. Wenn der Musiker also Lokomotivführer werden muss, weil Opa mal den Orientexpress gefahren hat, wird er in seinem Job immer nur einen Broterwerb sehen, niemals eine Berufung. Und wenn der Lokomotivführer verdammt wird, Klavier zu spielen, werden seinen Leistungen mit Sicherheit mittelmäßig. Er wird unglücklich, weil ihm der Ruhm versagt bleibt, auf den die Eltern so sehr hofften.
Biografien großer Künstler oder bedeutender Erfinder zeigen immer wieder, wie viel diese außergewöhnlichen Menschen ihren Elternhäusern verdanken, wo sie in einem Klima der Inspiration aufwuchsen, gefördert wurden nach ihren Fähigkeiten und dieses Erbe schließlich weitergaben.

Familie als Lebensraum

Weil die Familie der Lebensraum ist, wo unser Zusammenleben stattfindet, ist es vermehrt an uns Großeltern, diesen Raum kindgerecht zu gestalten. Damit die Kinder in aller Unbefangenheit und größtmöglichem Schutz aufwachsen können.

G wie Geborgenheit

Geborgenheit ist wie ein Schutzraum. Geborgenheit ist Wärme für die Seele. Gibt es ein schöneres Gefühl, als wenn der schreiende Säugling plötzlich im Arm der Großmutter einschläft oder der Enkeljunge voller Vertrauen dem Großvater das kaputte Spielzeug aushändigt? Wir alle brauchen Geborgenheit, alle Generationen. Geborgenheit gibt uns emotionale Sicherheit. Wer als Kind keine Geborgenheit erfuhr, hat als Erwachsener mit großen Defiziten zu kämpfen und es schwer im Leben. Geborgenheit bedeutet, sich für einen Moment von den Schwierigkeiten und Problemen des Alltags eine Auszeit zu nehmen. Wer sich geborgen weiß, kapituliert weniger, wenn es einmal hart auf hart kommt. Wer sich geborgen weiß, sieht immer einen Ausweg. Wer sich geborgen weiß, zerbricht nicht an einer Niederlage.

Großeltern, die selber nach Geborgenheit suchen, können ihren Enkeln kaum einen Schutzraum bieten

Doch werden die meisten Großeltern solche Fragen, wie: Was gibt mir Sicherheit?, mit wem kann ich über meine Probleme sprechen?, was ist meine Nothilfe?, für sich beantwortet haben. Nur mit solcher Sicherheit im Rücken können wir zu einem Hort der Geborgenheit für unsere Enkelkinder werden.

Wer Geborgenheit erfährt, kann Geborgenheit geben

Dazu gehört unbedingt auch das Kuscheln, körperliche Berührung also. Machen Sie daraus aber keine Übergriffigkeit. Nein, das Enkelkind muss Sie nicht küssen, wenn es nicht will. Ja, der Enkelsohn muss sich nicht vor Ihnen entkleiden, sondern darf darauf bestehen, den Schlafanzug ohne ihre Hilfe anzuziehen. Seien Sie nicht beleidigt, sondern stolz darauf, dass die Kinder gelernt haben, ihre Grenzen zu ziehen und respektieren Sie das.

Lassen Sie heranwachsende Enkelkinder selbst bestimmen, wann sie Nähe und wann sie Distanz möchten. Gleichen Sie eventuelle Defizite, was Geborgenheit und Nähe betrifft, keinesfalls über Ihre Enkelkinder aus. Das wäre ein fataler Fehler, der nicht selten in strafbaren Handlungen und damit vor Gericht endet.

Schaffen Sie stattdessen ein Umfeld der Geborgenheit für die ganze Familie und damit auch für sich selbst.

Hobbys als Raum der Geborgenheit

Ein Modellflugzeug bauen oder ein Schiff, eine Höhle erforschen, auf dem Motorrad mit Gleichgesinnten unterwegs sein. Wer eine Freizeitbeschäftigung ausübt, die ihn so erfüllt, ihm Spaß und Freude beschert, der hat hier seinen Raum der Geborgenheit gefunden. Wem es gelingt, Gleiches für die Enkel zu finden, eine Beschäftigung, in der das Mädchen oder der Junge in der Freizeit völlig aufgeht, kann sich gratulieren, denn damit ist ein Grundstein fürs Leben gelegt.

Partnerschaft als Raum der Geborgenheit

Sich gegenseitig zu stützen und zu schützen, sich gegenseitig zu inspirieren und ermutigen, zu all dem soll Partnerschaft da sein. Nicht nur, wenn man jung ist, auch ältere Leute dürfen Partnerschaft auf diese Weise leben. Geborgenheit in der Partnerschaft hilft in allen Lebenslagen und aus vielen Schwierigkeiten.

Räume als Orte der Geborgenheit

Die einen sind als Kleinkinder in den Schrank gekrabbelt, wenn ihnen etwas unheimlich war. Hier fühlten sie sich geborgen, zwischen Kleiderbügeln und Mottenkugeln. Die andern freuten sich auf die Kaffeezeit am Sonntagnachmittag, wenn der Tisch in der guten Stube gedeckt war. Dann fühlten sie sich geborgen. Heute werden die Wohnräume nicht mehr so strikt getrennt, in Zeiten von energiesanierten Häusern kann man es sich leisten, vom Dach bis zum Keller die Räume offen zu gestalten. Türen gibt es meistens nur noch bei den Bädern. Und doch werden sich Kinder eine Nische oder Ecke sichern, wohin sie sich gerne zurückziehen, spielen oder Musik hören. Einen Ort, wo sie selbstvergessen und geborgen sind. Aus dieser Geborgenheit ziehen sie sowohl emotionale wie auch physische Kraft. Das ist ihr Zuhause, sozusagen ihr Nest.

Gegenstände als Raum der Geborgenheit

Beengte Wohnverhältnisse lassen meistens nicht zu, dass auch Vater oder Mutter einen Raum der Geborgenheit für sich beanspruchen können. Doch können sie sich einen Sessel oder das Sofa reservieren für solche Zwecke. Wenn Mutter oder Großmutter also auf dem Ohrensessel Platz genommen haben, kann das für die Kinder heißen, sie möchten für eine begrenzte Zeit ihre Ruhe haben und nicht gestört werden. Auch Erwachsene brauchen etwas, das sie mit dem Gefühl der Geborgenheit verbinden. Für mich und meinen Mann sind das Hausschlüssel und Handy. Wenn wir unterwegs sind, greift der eine den Schlüssel, damit wir nach der Ankunft ja schnell ins Haus kommen, der andere greift meistens zum Telefon, um unsere Ankunft minutiös anzukündigen. Ein Stück Geborgenheit auf der Autobahn.

Kinder reisen meistens mit Plüschtieren, das sind ihre Gegenstände der Geborgenheit. Schon durch die Präsenz von Häschen, Hündchen, Bärchen oder anderem Kuscheltier wird das Heimweh ein wenig dezimiert. Ganz eng gekuschelt, riecht es auch noch, wie daheim und strahlt so viel Geborgenheit aus.

Beruf als Raum der Geborgenheit

Mancher verdient Geld. Wer aber einen richtigen Beruf hat, ist wirklich zu beneiden. Vielleicht wollte der eine schon immer Krane bauen und der andere gärtnert leidenschaftlich gerne. Selbst wenn der Aufbau eines Krans noch so knifflig werden mag, der Kranbauer wird dranbleiben, bis er die Schwierigkeit bezwungen hat und danach ein ganz großes Glück empfinden. Denn, das ist sein Leben. Ebenso der Gärtner. Wenn der durch den ihm anvertrauten Park läuft und die ersten Frühlingsblüten nach einem langen Winter erblickt, wird er immer glauben, es gäbe nichts Schöneres auf der Welt und ihm wird es scheinen, als blühten die Pflanzen nur für ihn. Er wird solches Blühen als Antwort auf seinen Mühen empfinden. Wenn der Beruf für uns Raum der Geborgenheit sein kann, sind wir wirklich zu beneiden. Wissenschaftler sprechen vom sogenannten »Flow«, einem riesigen Glücksgefühl, das uns gleichzeitig ein tiefes Gefühl der Zufriedenheit beschert.

H wie Hilfe

Sich gegenseitig zu helfen, ist eine wunderbare Sache. Hilfe zu erfahren und zu geben, sind wichtige Erfahrungen im Leben.

Uneigennützige Menschen sind gar nicht so sehr in der Minderheit, wie oft vermutet wird. Uneigennützigkeit ist keine Eigenschaft eines immer kleiner werdenden Haufens von Idealisten. Das zeigt sich meistens erst, wenn die Katastrophe da ist oder das Unglück geschehen. Dann erhebt sich aus den Trümmern als erstes die Solidarität und bringt ein neues Miteinander hervor.

Großeltern dürfen ihren Enkeln mit gutem Beispiel vorangehen, was helfen anbelangt. Vielleicht können Sie bei manchem Ihre Enkelkinder sogar mit einbeziehen, damit auch die in jungen Jahren erfahren, welche Glücksgefühle sich im Helfenden ausbreiten. Welch ein Gefühl der Befriedigung es gibt, wie viel Sinn manches plötzlich bekommt.

Mancher ist zwar stets zur Stelle, wo Hilfe gebraucht wird, aber nicht in der Lage, selber eine Bitte auszusprechen.

Wer stets Hilfe ablehnt, entwickelt sich zu einem schwierigen Menschen.

Andererseits soll unsere Hilfsbereitschaft nicht die andern von uns abhängig machen oder demütigen.

Hilfe ist nicht nur Altruismus

Hilfe ist nicht nur Selbstlosigkeit, also etwas, mit Hilfe dessen ich mich von mir selbst entferne, mich selbst los bin. Wer andern hilft, kann auch genau das Gegenteil erleben, nämlich, dass er sich plötzlich findet und spürt. Anders gesagt, wer andern hilft, rettet zwei Leben: seins und das des Hilfsbedürftigen. Wir helfen uns selbst, wenn wir anderen helfen. Um jemandem helfen zu können, sind wir nämlich gezwungen, unsere eigenen Probleme und Sorgen beiseite zu legen. Kreisten die Gedanken um ein Problem, so klärt sich manches, indem man sich nicht mehr damit beschäftigen muss. Wenn Großeltern sich für ihre Enkel stark machen, haben sie keine Zeit fürs Rheuma.

Hilfe zur Selbsthilfe

Wer andern Gutes tut, tut sich also selbst etwas Gutes. Wer andern hilft, zeigt eine bestimmte persönliche Reife. Das gilt auch besonders für Großeltern. Vielleicht sind Sie immer wieder gefordert, das Auto der Kinder zu reparieren, weil die es einfach nicht schaffen, zur bestimmten Zeit Öl nachzufüllen. Schon ist der Schaden da. Wenn Sie in der Lage sind, wieder und wieder die erforderlichen Handgriffe auszuführen, ohne große Schimpftiraden, sind Sie ein sehr reifer, weiser Mensch.

Hilfsbereite Menschen sind positive Menschen

Wer hilft, blickt über den eigenen Tellerrand, im Gegensatz zu dem, dessen Leben sich nur egozentrisch um die eigenen Bedürfnisse und Wünsche dreht. Wenn wir den Enkeln praktisch zeigen, wie gut es tut, zu helfen, entwickeln wir bei ihnen die Fähigkeit für Mitgefühl und Verständnis. Daraus entsteht ein Gefühl der Zufriedenheit und des Glücks. Wir merken plötzlich, dass unser Leben einen Sinn bekommen hat.

Sich zur Hilfe verpflichtet fühlen

Wenn wir uns verpflichtet fühlen, unsern Kindern und Enkeln hilfreich zur Seite zu stehen, haben wir ein sehr gesundes Großelterngefühl entwickelt. Entwicklungspsychologen sprechen von der Lebensaufgabe, etwas an andere weiterzugeben und so Spuren auf der Welt zu hinterlassen. Weil wir Menschen das tiefe Bedürfnis haben, etwas zu geben, können wir als Großeltern dieses gerne ausleben.
Wer aus der richtigen inneren Haltung heraus hilft, wird ein positives Echo erleben. Wer es nur tut, weil er sich gezwungen fühlt oder sich profilieren will, dessen Hilfe geht ins Leere. Der Flüchtling fühlt sich missbraucht, wenn wir bei unserer Hilfe ständig um Pressefotos bemüht sind. Das Enkelkind fühlt sich manipuliert, wenn Opa großzügig seine finanzielle Hilfe für Nachhilfestunden anbietet, nur, damit er am Stammtisch mit seinen schlauen Enkeln angeben kann.

Wenn Hilfe abgelehnt wird

Wird unsere Hilfe dankend abgelehnt, kann uns das in eine tiefe Sinnkrise stürzen. Weil uns damit auch das Gefühl vermittelt wird, dass wir nicht mehr gebraucht werden. Und nicht mehr gebraucht zu werden ist für die ältere Generation quasi das »Todesurteil«. Sie fühlen sich plötzlich unnütz und sehen keinen Sinn mehr in ihrem Dasein. Viele würden am liebsten sterben, denn sie fragen sich: wozu bin ich eigentlich noch gut?

Gezielt helfen

Bei ein wenig Nachdenken findet jeder einen Platz, wo seine Hilfe gebraucht wird. Und wenn Ihr Engagement in der eigenen Familie nicht benötigt wird, so schauen Sie sich außerhalb um. Vielleicht ist es die betagte Nachbarin, die froh wäre, wenn jemand ihr den Einkauf abnähme. Oder Sie engagieren sich beim ehrenamtlichen Besuchsdienst im Krankenhaus. Seit der Flüchtlingskrise werden ehrenamtliche Helfer für Migranten dringend gesucht. Sie benötigen vor allem Hilfe bei Behördengängen, aber nicht den alten, abgetragenen Anzug vom verstorbenen Onkel Karl. Machen Sie sich Gedanken darüber, was Sie können und legen Sie die Latte für Ihre Hilfe nicht zu hoch. D.h., überfordern Sie sich nicht. Und werden Sie nicht gleich pessimistisch, wenn Menschen aus anderen Kulturen manches anders handhaben, als wir Deutsche es gewöhnt sind. Haben Sie solche Anfangsschwierigkeiten erst mal überwunden, werden Sie sich wundern, wie viel Freude und Bereicherung solche Engagements bringen. Für beide Seiten.

Finanzielle Hilfe

Bei finanzieller Hilfe geht es weniger um Almosen, also etwas geben, um sich freizukaufen, als vielmehr ums Teilen.
Wir sollten nicht nur Geld teilen, sondern auch Zeit. Und weil der Volksmund behauptet, dass Zeit Geld sei, setzen wir es mit an diese Stelle. Nicht alle Großeltern sind finanzkräftig. Viele leben, gerade im Rentenalter, ziemlich bescheiden. Zu viel Monat für zu wenig Rente. Der Anteil derer, die sich noch etwas dazu verdienen müssen, wächst. Wenn Sie also keinen materiellen Segen teilen können, so teilen Sie doch Ihre Zeit. Falls Sie noch gut drauf sind, freut sich die Enkelfami-

lie mit Sicherheit über ein wenig Hilfe, z.B. bei der Bügelwäsche. Während sich die Großmutter um die Hemden kümmert, kann der Großvater den Rasen mähen. Kochen Sie Marmelade ein oder stampfen Sie Sauerkraut für die Enkelfamilie – oder gestalten Sie Ihre Hilfe ganz anders, aber helfen Sie auf irgendeine Art und Weise.

Wer sich hilfreich engagiert, hat hinterher meistens das Gefühl, die Welt ein klein wenig besser gemacht zu haben. Sie können Ihren Enkeln helfen, so ein Gefühl ebenfalls zu bekommen. Heben Sie gemeinsam herumliegendes Papier auf und die Enkel werden bestätigen, man hat das Gefühl, zur Sauberkeit der Stadt beigetragen zu haben.

Hilfe annehmen, was macht das mit uns?

Nun sind ja leider manche Großeltern nicht mehr in der Lage, Hilfe zu geben, sondern gezwungen, solche anzunehmen. Gerade Menschen, die sich stets für andere engagiert haben, fällt es schwer, um Hilfe zu bitten oder solche anzunehmen. Gab es Ihnen Sinn und Erfüllung, für andere da zu sein, fühlen Sie sich plötzlich in einer Zwangslage, weil sie sich in der Rolle des Bittstellers sehen.

Um Hilfe zu bitten und solche anzunehmen, fällt gerade älteren Menschen nicht leicht.

Darum unser Rat: Üben Sie! Beginnen Sie am besten gleich damit. Verlassen Sie die Rolle der stets hilfreichen Oma oder des Opas, der immer zur Stelle ist und formulieren Sie auch Bitten. Bitten Sie Ihre Enkel um Hilfe, z.B. beim Fensterputzen oder Schränke abwischen. Bitten Sie darum, dass man Sie zum Arzt fährt oder mit Ihnen einmal die Woche zum Einkaufen. Oder bitten Sie um Hilfe, wenn Ihre Bekannten bei Ihnen zum Kaffeetrinken eingeladen sind. Es geht hier nicht um etwas Sinnloses, damit Sie sich der Enkelfamilie wieder ins Gedächtnis rufen. Auch nicht darum, dass die Großeltern mit solchen Belanglosigkeiten die Kinder und Enkel aus Bosheit beschäftigen wollen. Nein, es geht hier ums Geben und Nehmen. Ums gegenseitige Helfen. Wenn Sie nach Feierabend die Enkel hüten, können Sie gerne auch mal einen Wunsch äußern. Dann nämlich »verzahnen« sich die Bedürfnisse der einen mit denen der andern und ein Miteinander ist möglich. Ein Miteinander auf Augenhöhe.

I wie Ich-Botschaften

»So etwas macht man nicht«, sagt die Großmutter und der Großvater: »Früher hätte es das nicht gegeben«.

Wer bitte ist »man« und wer ist »es«?

Wenn Sie miteinander sprechen, so verschanzen Sie sich besonders bei kritischen Äußerungen nicht hinter »man« und »es«. So ein Schuss geht voll daneben. Keiner wird auf Sie hören. Man wird abwinken und zur Tagesordnung übergehen.

»Man« und »es« werden zu Schilden, hinter denen sich viele gerne verstecken.

Warum sagen Sie nicht: »Ich finde nicht gut, was ihr da tut.« Das ist eine klare Ansage, die eine klare Antwort erfordert.

Mit einer Ich-Botschaft positionieren Sie sich eindeutig. Wer sich hinter »man« und »es« verschanzt, ist eigentlich feige. Dann halten Sie doch lieber den Mund und sich raus. Was »die Leute« sagen, weil sich Ihre Tochter vom Partner trennt, ist unerheblich. Was Sie sagen, könnte wichtig werden.

Darum lernen Sie zu formulieren: »Ich bin der Meinung, du machst einen Fehler«.

Wenn Sie mit Ich-Botschaften argumentieren, zwingen Sie Ihr Gegenüber zu einer sachlichen Entgegnung. Anstatt zu sagen: »Du bist selber schuld an deiner Ehekrise«, sagen Sie: »Ich finde, du bist nicht ganz unschuldig daran.« Wenn Sie mit Du-Botschaften um sich schießen, drängen Sie Ihr Gegenüber in eine Verteidigungsstellung. Aus dieser Lage wird solche Person verbal um sich schießen und dabei nicht immer fair sein. Ein Streit ist vorprogrammiert, weil die Lage unweigerlich eskalieren wird.

Sich im Gespräch der Ich-Botschaften zu bedienen ist gar nicht so schwer, wie wir meinen. Es erfordert nur einiges Üben. Wer das praktiziert, übernimmt Verantwortung für seine eigenen Worte.

J wie Jugend

Der Traum von der ewigen Jugend

»For ever young«, dieser Traum ist wohl so alt wie die Menschheit selber. Für immer jung zu bleiben, vital in allem, daran arbeiten heute viele Wissenschaftler. Den Alterungsprozess gilt es aufzuhalten.

Wenn jemandem sein Alter gar nicht anzusehen ist, fühlt sich der Angesprochene meistens geschmeichelt. Andere helfen ein bisschen nach mit Kosmetik oder korrigierenden operativen Eingriffen. Die Schönheitschirurgie ist ein lukratives Geschäft. Der Wunsch, fast faltenfrei durchs Leben zu gehen, scheint verständlich.

Ewige Jugend hieße nicht nur, als sechzigjährige mit dem Körper einer fünfundzwanzigjährigen daher zu kommen, sondern auch ohne diese Alterswehwehchen leben zu dürfen. Das Ersatzteillager der orthopädischen Kliniken meiden zu können. Das wäre es doch, oder?

Ist andauernde Jugendlichkeit erstrebenswert?

Es gibt aber auch das Gegenteil, ältere Menschen, denen jede Falte bedeutet, dass sie Erfahrungen im Leben gesammelt haben, die sich sicher sind, dass man ihnen das auch ansehen darf. Die stolz ihre Gesichtsfalten pflegen und keine Problem damit haben, mit einer Gehhilfe auf der Straße gesehen zu werden. Und die trotzdem frisch und verwegen daher kommen. Mit denen man gerne spricht und die stets eingeladen werden, wo immer etwas stattfindet. Die selbst die Initiative ergreifen und mit einem Humor gesegnet sind, der andere neidisch macht. Die entsetzt abwinken, wenn man sie fragt, ob sie noch einmal jung sein wollten.

Nicht jugendlich, sondern albern wirkt, wer mit aller Macht versucht, den Lauf der Lebensjahre aufzuhalten. Wer echtes Interesse an den Enkeln hat, wirkt ganz natürlich jugendlich. Auch wenn wir das Ruder längst abgegeben haben, müssen wir keinen Rückzug antreten, sondern dürfen begleitend dabei bleiben.

Jugendlichkeit im Alter heißt: rückwärtsgewandt leben

Warum verneinen viele, noch einmal jung sein zu wollen? Weil, so die einhellige Auskunft, sie dann die ganzen Fehler noch einmal machen müssten. Wobei es Erfahrungen gibt, die viele nicht missen möchten, dennoch sind sie froh, dass sie diese Zeit hinter sich gelassen haben. Andererseits mag es auch Erfahrungen gegeben haben, auf die sie gut und gerne hätten verzichten können.

Wer sich falschem Jugendwahn im Alter hingibt, lebt rückwärtsgewandt. Jemand, der als älterer Mensch immer noch so tut, als sei er oder sie unter zwanzig, wird nicht von den jungen Menschen akzeptiert, ist kein Begleiter oder Mentor, sondern wirkt albern und unreif. Wer sich auf diese Weise der Jugend an den Hals zu werfen versucht, wird scheitern. Solche Menschen sind nie erwachsen geworden und merken es oft nicht einmal. Sie wirken wie verspätete Teenager und machen sich mit ihrem Gehabe zum Gespött. Sie leben nicht im Hier und Heute, sondern jagen einem Phantombild nach, das sie nie erreichen werden. Der Wunsch nach ewiger Jugend ist eigentlich eine Kaschierung der Angst, vergänglich zu sein, der Unsicherheit, zu vieles nicht erlebt zu haben. Das macht solche Menschen zu Getriebenen und letztlich lebensuntüchtig.

Jugendlichkeit als Lebendigkeit verstanden

Jugendliche leben zwar in der Gegenwart, aber zukunftsorientiert. Die meisten haben recht konkrete Vorstellungen davon, wie ihr Leben weiter verlaufen soll. Hilfreich sind dabei die Strukturen, die unsere Gesellschaft dafür geschaffen hat: Schule, Universität oder Lehre, Beruf, Familiengründung usw. Mancher bricht zwar aus diesen Strukturen aus und füllt die Jugendjahre mit anderen Inhalten, letztlich aber kehren die meisten zu dem »normalen« Lebensmodell zurück. Mancher gründet dann eine Familie und holt oft sogar noch fehlende Bildungsabschlüsse nach. Jugend heißt, in Bewegung zu sein. Wenn Großeltern sich diese Bewegung im Rahmen ihrer Möglichkeiten zu eigen machen, machen sie einen jugendlichen Eindruck. Mancher ältere Mensch lebt mit einer solchen Lebendigkeit, die sogar Jugendliche anspornen kann. Auch wenn die alten Knochen nicht mehr so recht wollen, wer sich geistig fit und jung hält, bekommt eine anziehende Strahlkraft. Diese Lebendigkeit zeigt sich in vielfältigen Interessen, in Eigeninitiative und großem Humor. Solch ein Humor nimmt sich selbst nicht zu ernst und kann über seine eigenen Wehwehchen lachen.

Jugendlichkeit als Beweglichkeit

Die Jugend ist unbekümmert. Vergöttern sie heute jenen Star, lassen sie ihn morgen vielleicht fallen und wenden sich einem andern zu. Sie hängen nicht ewig alten Mustern nach und sind stets auf der Suche nach dem neuen Kick. Das meinen wir nicht, wenn wir Großeltern raten, beweglicher zu werden. Solche Beweglichkeit ist ein Privileg der Jugend. Die Jahre und die Erfahrungen haben uns Großeltern weiser werden lassen. Wir rennen nicht immer gleich jedem neuen Trend hinterher, unser Leben ist in ruhigere Fahrwasser geglitten, weshalb wir nicht mehr von einem Extrem ins andere pendeln müssen. Dennoch müssen wir beweglich bleiben, nicht nur äußerlich. Halten Sie Ihren Geist fit und bemühen Sie sich aktiv um eine eigene Meinung. Ein persönliches Urteil bildet man nicht durch ausschließlichen Medienkonsum. Ihre Erfahrung, Ihr Wissen, sowie persönliche Begegnungen und die mediale Tendenz bilden das Gemisch, aus dem Ihre Meinung entstehen sollte. Dazu gehört eine große Portion Offenheit ebenso wie Neugierde.

Das beste Beispiel für Beweglichkeit ist die technische Revolution der letzten dreißig Jahre. Noch Ende der achtziger Jahre waren Telefon und Briefe die gängigen Kontaktmittel. Telefonieren über die Stadtgrenze hinaus war noch relativ teuer, man nutzte Feiertags- und Feierabendtarife. Handys waren noch weitgehend unbekannt. Kurz darauf wandelten sich die Kommunikationsgepflogenheiten radikal. Es gab Handys und Computer. Mails wichen den Briefen, das ganze Leben wurde rasanter und heute rennen die Halbwüchsigen gegen Laternenpfähle, weil sie den Blick nicht vom Smartphone lassen können. Viele Großeltern haben diese technischen Fortschritte nicht verschlafen. Sie schafften sich Computer und Laptops an und sind froh, bei ihrem täglichen Spaziergang ein Handy in der Tasche zu haben, um im Falle eines Falles schnell Hilfe herbeirufen zu können.

Aber es gibt auch solche, die Internet für eine vorübergehende Erscheinung hielten und lieber ein langes Telefonkabel durch die Wohnung zogen, anstatt sich ein schnurloses Gerät zu besorgen. Sie sind inzwischen gnadenlos abgehängt, nicht nur vom technischen Fortschritt, sondern auch von der Verbindung zu ihren Enkeln, weil die mit ihren Smartphones verwachsen scheinen. So gibt es anstatt vernünftiger Gespräche nur spöttische Bemerkungen von Seiten der Großeltern. Auf diese Weise entfernen sich die Generationen von einander, weil jeder Seite das Verständnis fehlt. Die Großeltern wundern sich, warum den Kids ihre Mobilgeräte so wichtig sind und die winken ab, und hoffen, niemals so alt und unbeweglich zu werden.

Jugendlichkeit als Vorwärtsblicken verstanden

Junge Menschen leben vorwärts gerichtet. Der Fünfjährige freut sich darauf, wenn er erst zehn ist, der zehnjährige beneidet seinen vierzehnjährigen Bruder, weil der ihm schon »erwachsen« vorkommt. Und vierzehnjährige fiebern ihrer Volljährigkeit entgegen, sie wollen erwachsen werden, haben keine Angst vor der Verantwortung, die sie dann tragen werden, sondern freuen sich darauf. Endlich selbst entscheiden.

Worauf freuen Sie sich als Großeltern? Worauf »fiebern« Sie hin? Winken Sie ab, wenn Sie nach Ihren Zukunftsplänen gefragt werden? Meinen Sie, es lohne sich nicht mehr, etwas vorzuhaben? Ein Leben, das jetzt ruhiger verläuft ist noch lange kein Grund, der Zukunft adieu zu sagen. Mancher drückt nochmal die Schulbank, andere suchen sich eine ehrenamtliche Aufgabe oder sorgen in anderer Weise dafür, gebraucht zu werden. Wer etwas vorhat, sich noch Ziele setzt, wird automatisch gefordert und das erhält jung.

K wie Kreativität

Unsere Welt, unser Umfeld, die Familie haben wir geschaffen. Wir haben Kinder in die Welt gesetzt, sie groß gezogen und freuen uns inzwischen an der nächsten Generation. Die Wohnung ist eingerichtet, das Haus fertig. Wo sollen wir da noch kreativ werden? Es ist doch, wie es ist.

Im Gegensatz zu unsern Kindern, die noch Kinder in die Welt setzen können, eine neue Partnerschaft eingehen, einen neuen Beruf lernen, etc. haben wir das meiste hinter uns. Viele sind zufrieden mit dem, wie es ist. Sie würden keine Veränderung wollen und lieben ihren Alltag in seiner Gleichförmigkeit. Das sind meistens solche Menschen, die ihr Leben lang zielstrebig in Beruf und Familie gewesen sind und jetzt die Früchte ihres Schaffens genießen möchten. Sie sind verdient zufrieden. Andere aber werden von einer unerklärlichen Unruhe gepackt: Soll das alles gewesen sein? Versagensangst macht sich breit und die Sorge, sein Leben verfehlt zu haben. Also muss versucht werden, dies und das nachzuholen. Vielleicht bricht der eine oder andere aus seiner Ehe aus, verlässt die Familie, um sich selbst zu finden und wird doch nicht zufriedener und findet selten, was er oder sie suchte. Diese Art von Kreativität kann sehr zerstörerisch sein.

Zufriedene Großeltern werden Freude daran finden, das Leben mit den Enkeln den Fähigkeiten und Bedürfnissen entsprechend zu gestalten.
Wenn wir Großeltern zur Kreativität aufrufen, meinen wir nichts Unerreichbares oder Außergewöhnliches. Es müssen nicht sonst welche Abenteuer sein, die Kleinigkeiten geben dem Zusammenleben genug Esprit. Oma wagt sich an ein neues Kuchenrezept und Opa fragt oder erzählt nicht immer das Gleiche. Statt ausgetretene Spazierpfade weiter zu strapazieren, versuchen es die Großeltern mal mit Geocaching.
Die Möglichkeiten sind vielfältig, Improvisationstalente gefragt.

Nicht immer hat man alle Voraussetzungen für manche Vorhaben. Wir leben als Familie in der Nähe von »Legoland Deutschland«. Also haben wir, die Enkelfamilie und wir Großeltern, Jahreskarten für diesen Vergnügungspark. Das hat den Vorteil, dass wir keine Übernachtung brauchen und unsere Parkbesuche auch stundenweise, spontan machen können. Solches Vergnügen ist aber nicht ganz billig. Also waren wir kreativ und haben Ausschau nach Gutscheinen gehalten, die unsere finanziellen Mittel nicht ganz so belastet haben. Die räumliche Nähe zum Legoland hat auch den Vorteil, dass wir unsere ganze Verpflegung von daheim mitbringen können. Das schont unser Portemonnaie und dennoch haben wir schon viele vergnügliche Stunden dort verbracht mit Achterbahnfahren, Kinobesuchen oder dem Spielen auf einem der wunderbaren Spielplätze.

Sehen Sie darum Hürden nicht als Begrenzung, sondern als Herausforderung an. Ob die Hürden gesundheitlicher Art sind oder finanzieller, ob Ihre Wohnung zu klein ist oder Sie kein Auto haben, lassen Sie sich nicht unterkriegen, sondern überlegen Sie sich ein »trotzdem«, frei nach dem Motto: »Es gibt kein schlechtes Wetter, nur unangemessene Kleidung.«

Seien Sie darum kreativ im Hinblick auf Ihr eigenes Leben

Wenn Sie spüren, dass Veränderung angesagt wäre, werden Sie aktiv. Lösen Sie sich von ungesundem Wunschdenken und überlegen Sie, wie sich Ihre Wünsche trotz einiger Begrenzungen verwirklichen lassen. Sie werden sehen, Ihnen fällt etwas ein.

Seien Sie kreativ im Hinblick auf Ihre Zeitreserven

Wenn Sie zu viel Zeit haben und nicht wissen, wohin damit, schauen Sie sich um nach Menschen, die dankbar wären, wenn Sie Ihnen Zeit schenkten.

Wenn Sie zu wenig Zeit haben, es für die Enkel nicht reicht, müssen Sie etwas ändern. Werden Sie auch hier kreativ und setzen Sie Ihre Prioritäten neu.

Seien Sie kreativ im Miteinander der Generationen

Je älter die Enkel werden, desto weniger schauen Sie bei Ihnen vorbei? Wenn Sie als langweilig empfunden werden, könnte ein Gespräch Klärung schaffen. Sprechen Sie über Ihre Erwartungen an die junge Generation und hören Sie sich deren Erwartung an Sie an. Und finden Sie einen Kompromiss, der alle zufrieden stellt.

Vielleicht wäre es mal Zeit für eine neue Einrichtung?

Vielleicht wäre es mal Zeit für eine neue Tradition?

Vielleicht wäre es mal Zeit für ein neues Hobby?

Vielleicht wäre es mal Zeit, ein neues Gericht auszuprobieren?

L wie Liebe

Liebe ist das Fundament für die Großeltern-Enkel-Beziehung.

Dabei ist Liebe weniger eine Emotion, sondern eine getroffene Entscheidung. Liebe beinhaltet Bedingungslosigkeit. Unsere Zuneigung zu den Enkelkindern ist nicht daran geknüpft, ob sie etwas »hermachen«, ordentlich gekleidet sind, sich höflich benehmen und gute Zensuren heimbringen. Enkel sind nicht zum Angeben für Großeltern da. Enkelkinder sind keine Manipulationsobjekte, deren Lebensweg so verlaufen muss, wie es Oma oder Opa versagt blieb.

Großelternliebe wird von Geduld und Güte getragen, von Freundlichkeit und Vergebungsbereitschaft. Von Hilfe und Vertrauen.

Großelternliebe muss lernen, unerschütterlich zu werden. Großelternliebe darf niemals Selbstzweck werden, sondern muss immer auf die junge Generation gerichtet sein. Großelternliebe muss alles überstehen und überdauern. Selbst wenn das Enkelkind Schlimmes anrichtet, dürfen Großeltern den Kontakt nicht abbrechen. Egal, was Nachbarn, Freunde oder Eltern sagen.

Dennoch sollte die Großelternliebe nicht von Naivität geprägt sein. Großeltern dürfen ihrerseits nicht manipulierbar werden. »Ach, Omilein« oder »Opilein«. Hat sich was, denn Großelternliebe muss wachsam sein. Geld fürs Studium oder eine Anschaffung wird gebraucht? Gerne, man hilft ja, wo man kann. Geld fürs Saufen oder Kiffen wird gebraucht? Nicht von uns, man kennt ja seine Verantwortung. Und mag das Enkelkind noch so flehen und in der Klemme stecken, Großeltern bleiben hart. Auch das ist Liebe. Dafür zu sorgen, dass man dem Enkelkind nicht schadet.

Sich nicht ausnehmen lassen oder willfährig werden aus Angst, sonst könnte die junge Generation uns ignorieren.

Lassen Sie sich nicht in eine hilflose Lage manövrieren. Kinder und Enkel müssen lernen, auf eigenen Füßen zu stehen und Verantwortung für ihre Entscheidungen zu tragen. Für Großeltern heißt das, manchmal auch mit ansehen zu müssen, wie die eine oder andere Entscheidung Kinder und Enkel vor die Wand fahren lässt. Liebe ist, ihnen beim Aufräumen und Beseitigen der »Trümmer« zu helfen. Und noch mehr Liebe ist, wenn es dann keine Vorwürfe gibt: »Warum hast du den oder die geheiratet?« »Ich hab dir ja gleich gesagt, diese Arbeit ist nichts für dich...«

M wie Mut

Mit steigendem Lebensalter können wir vermehrt auf Erfahrungen zurückblicken. Manche Erfahrung hat uns mutiger gemacht, manche aber auch ängstlicher. Wer z.B. Opfer eines Gewaltverbrechens wurde, braucht viel Mut, wieder ins Leben zurückzufinden.

Es gibt Menschen, die sind von Natur aus mutig und verwegen, andere haben ein eher ängstliches Naturell. Ältere Menschen werden meistens vorsichtiger. Ängstlich drehen sie den Schlüssel auch tagsüber um aus Sorge, Einbrecher könnten sich ausgerechnet an ihrer Tür zu schaffen machen.

Der kleine Junge braucht Mut, um auf seinem Schulweg an dem Grundstück mit dem kläffenden Köter vorbeizulaufen.

Mut gehört zu allen Lebenslagen. Merke: Auch Helden haben Angst, dennoch tun sie, was sie tun müssen. Das nennt sich dann Mut. Nur wer Mut beweist, kann wachsen.

Wozu aber brauchen Großeltern Mut?

Sie brauchen Mut, ihre Großelternrolle anzunehmen. Vielleicht sind Sie noch gar nicht im Rentenalter, sondern haben noch einige Jahre Erwerbsleben vor sich, haben selbst noch schulpflichtige Kinder oder sogar Kinder im Kindergartenalter und sehen sich plötzlich mit der Großelternrolle konfrontiert? Dann braucht es wirklich Mut, diese Rolle anzunehmen und zu gestalten.

Sie brauchen Mut, Ihr eigenes Leben zu leben

Manchmal muss man sich gegen die eigenen Kinder wehren, wenn die gedankenlos versuchen, uns zu vereinnahmen. Lassen Sie sich das nicht gefallen. Großeltern von heute sind mehrheitlich vitale Menschen, die ein Recht auf ihr eigenes Leben und ihre eigene Zeitgestaltung haben. Fassen Sie Mut und machen Sie das Ihren Kindern deutlich.

Sie brauchen Mut, sich auf eine erweiterte Familie einzulassen

Mit dem Enkelkind kommt meistens auch ein Schwiegerkind in die Familie. Das familiäre Gefüge verschiebt sich. Die sonst so anhängliche Tochter wird plötzlich energisch, der Sohn kommt nicht mehr so häufig vorbei. Schieben Sie die Schuld für solche Veränderungen nicht auf bestimmte Personen, sondern fragen Sie sich, was Sie dazu beitragen können, damit die Familie in den neuen Strukturen wieder zusammenwächst.

Sie brauchen Mut, ihre eigenen Stärken und Schwächen zu sehen

Auf Stärken kann man ja stolz sein, aber die Schwächen lassen wir bitte beiseite. So denken viele Großeltern und halten das, was andere stört, für eine liebenswerte Besonderheit. Versuchen Sie, ein realistisches Bild von sich zu bekommen. Vielleicht haben Sie ja Freunde oder Geschwister, die Ihnen mal ein ehrliches Wort im Vertrauen sagen. Es gehört Mut dazu, sich korrigieren zu lassen.

N wie Neugier

Albert Einstein soll gesagt haben, er habe keine besondere Begabung, aber er sei leidenschaftlich neugierig.

Diese Art Neugier ist es, die wir Großeltern hegen und pflegen sollten. Neugierig auf die Welt und das Leben, trotz fortgeschrittenen Alters. Das hält beweglich und lässt unsere grauen Zellen auf Hochtouren laufen.

Derart neugierige Menschen sind wache Menschen. Für sie ist Gleichgültigkeit ein Fremdwort. Sie werfen nicht gleich die Flinte ins Korn, wenn etwas nicht funktioniert, sondern fragen nach dem Warum. Warum tropft der Wasserhahn noch immer, obwohl Opa das Gewinde richtig fest geschraubt hat? Verkehrt wäre es, zu fluchen und alles hinzuwerfen. Neugierige Menschen wollen den Ursachen auf den Grund gehen, wollen Zusammenhänge verstehen.

Neugierde heißt, interessiert bleiben. Entsprechend unseren Möglichkeiten und Fähigkeiten. Wer sich sein Leben lang für Fußball interessiert, schaut eben daheim die Bundesliga, wenn er zu alt ist fürs Stadion.

Verteufeln Sie neue Trends niemals als »neumodischen Quatsch«. Versuchen Sie sich kundig zu machen, bevor Sie sich ein Urteil bilden. Lassen Sie sich eine Einführung in die Welt der Smartphones geben, bevor Sie zynisch auf Ihr Notizbuch und den Bleistift verweisen.

Jedoch diese krankhafte Neugier ist es, die viele Familie zerstört, die Vertrauen mit Füßen tritt und solche Großeltern einsam macht. Großeltern, die sich einbilden, alles wissen zu müssen. Die sich anmaßen, Anvertrautes nicht vertraulich behandeln zu müssen. Die aushorchen und Gehörtes nicht für sich behalten.

Solche Großeltern sind für die Familie eine Last. In ihrer Gegenwart muss jedes Wort wohlüberlegt sein, denn Oma und Opa liegen auf der Lauer. Weil sie sich nichts mehr zu sagen haben, versuchen sie, über andere zu verfügen und nennen das dann »großelterliche Besorgtheit«. Sie müssen ihren Sorgenpool mit neuen Informationen füttern und sind deshalb so gesprächig.

Lernen Sie deshalb, gelassener zu werden. Sie müssen sich den Kopf der andern nicht zerbrechen. Nehmen Sie auch nicht das Heft in die Hand, um über die Enkelfamilie zu bestimmen. Lernen Sie abzuwarten. Und wenn Kinder und Enkel ihre Probleme stillschweigend bearbeiten, sollten Sie es ihnen nicht verübeln. Akzeptieren Sie das ohne Groll. Wenn die Tochter meint, der ärztliche Befund ginge Sie nichts an, so halten Sie das aus. Mit Ihrer Neugierde verderben Sie sonst noch alles.
Seien Sie darum auf solchen Gebieten neugierig, die Sie und Ihre Familie vorwärtsbringen, andernfalls macht Neugierde alles kaputt.

O wie Offenheit

Offenheit ist das Gegenteil von Heuchelei. Heuchelei ist, wenn Sie gerade über Ihren Sohn, Enkel, oder eine andere Person herziehen, diese kommt plötzlich um die Ecke und Sie ändern Ihre Kritik in Lobhudelei und tun so, als sei die Person der liebste Mensch.

Heuchelei ist also, so tun als ob. Als ob sie sich keine bessere Nachbarin wünschen könnten, dabei lassen Sie keine Gelegenheit aus, die »Wahrheit« über dieses Weib zu verbreiten. Heuchelei ist, vor dem Vorgesetzten zu buckeln, jede seiner unmöglichen Entscheidungen in seiner Gegenwart zu verteidigen, aber in seiner Abwesenheit in vernichtenden Worten von ihm zu reden. Heuchelei ist, seinem Ehepartner zärtliche Worte zuzuflüstern und ihn hinter seinem Rücken schlecht zu machen.

Heuchelei ist also Zweigleisigkeit

Heuchelei ist Gesprächstaktik der Situation entsprechend. Heuchelei bedeutet, wir reden auf der einen Seite so und auf der anderen anders. Heuchelei bedeutet Falschheit und Feigheit. Warum sagen Sie der Nachbarin nicht, was Sie an ihr stört? Oder warum haben Sie nicht den Mut, dem Vorgesetzten zu widersprechen?

Heucheln Sie, was Ihre Schwiegerkinder angeht? Heuchelei ist nicht zu verwechseln mit kluger Zurückhaltung. Denn Heuchelei ist nicht klug. Heuchelei will den Heuchler ins beste Licht setzen, ohne Rücksicht auf sein Umfeld. Heuchelei ist also Egoismus.

Darum: Sagen Sie offen, was Sie denken, oder schweigen Sie. Oft wird Schweigen die bessere Alternative sein. Damit zerstören Sie nichts und keinen, damit bekunden Sie auch, dass Sie auf eine Veränderung hoffen. Denn ein böses Wort ist schnell in die Welt gesetzt und schwer zurückzuholen. Selbst wenn Sie inzwischen anderer Meinung sind, wird es noch immer jemanden geben, der Ihnen vorhält, was Sie damals, als die Tochter diesen Mann heiratete, gesagt haben. Darum, schweigen Sie besser.

Sprechen Sie nicht zu dem einen so und beim andern das Gegenteil. Schmeicheln Sie Ihren Kindern nicht, wenn Sie eigentlich ärgerlich auf sie sind. Suchen Sie dann das Gespräch mit den betreffenden Personen. Und selbst, wenn so ein Gespräch nichts bringt oder Sie sogar abgeblitzt sind, ist das keine Legitimation, Kinder, Enkel oder Partner schlecht zu machen. Auch alte Menschen können lernen, sich zurückzunehmen und zu schweigen.

Üben Sie Offenheit, ohne zu verletzen

Reden Sie nicht hinterm Rücken. Reden Sie nicht über andere in deren Abwesenheit. Und wenn es doch nötig ist, dann so, dass er oder sie jederzeit dabei sitzen könnte. Es gibt sie in jeder Familie, diese Kaffeeklatschrunden, bei der es plötzlich um eine Person geht, die jeder kennt, die aber nie eingeladen wird. Und dann überbietet man sich darin, diesen Menschen verbal zu schlachten. Jeder legt noch einen drauf, jeder hat etwas Besseres beizusteuern, diesen Menschen lächerlich zu machen, seinen Ruf zu zerstören. Anwesende, die diese Person nicht kennen, bilden sich ein Urteil, das oft mit der Realität wenig gemein hat und darum zur Verunsicherung führt. Bei den Eingeweihten manifestiert sich aber die schlechte Meinung, die sie schon immer hatten.

Haben Sie den Mut, solche Gespräche zu unterbrechen oder abzubrechen? Wenn Sie Offenheit schätzen, werden Sie das tun. Sie haben es nämlich nicht nötig, sich auf Kosten anderer zu profilieren. Sie müssen nicht heuchlerisch reden, um besser vor den andern dazustehen.
Wer Offenheit liebt, wird Störungen sofort anzusprechen wissen. Wer Offenheit lebt, bekundet seine Meinung, auch wenn sie gegenteilig ist, ohne zu verletzen.

Wer Offenheit liebt, hat sich einer Menge Ballast entledigt. Er muss Verletzungen, Wut und Ärger nicht jahrelang mit sich herumschleppen.

P wie Positiv

Eine positive Einstellung zum Leben ist nicht mit der sprichwörtlichen »rosaroten Brille« zu verwechseln. Menschen mit solchem Accessoire sind in Wirklichkeit Feiglinge und Ignoranten, die sich vor der Realität fürchten und darum alles in den schönsten Farben sehen wollen. So aber ist das Leben nicht. Es scheint für manche nur aus schlechten Erfahrungen zu bestehen. Denn die Mehrheit der Menschen wird nicht mit einem goldenen Löffel im Mund geboren.

Wer deshalb seinen Lebensweg in dunklen Farben malen muss und daraus den Schluss zieht, die Umstände seien schuld an seiner Entwicklung, ist verantwortungslos. Wer Umständen und schlechten Erfahrungen die Schuld für seinen Lebensweg gibt, hat das Heft des Handelns andern überlassen: den Umständen, der Familie, den Mitmenschen. Passive Menschen aber können sich nicht ändern, können und werden nichts verändern. Sie werden abwarten und erwarten. Und weil nichts geschieht werden sie aufgeben.

Ist bei Ihnen das Glas halb voll oder halb leer?

Diese Einstellung macht den Unterschied. Wenn das Glas halb voll ist, lohnt sich noch ein Einsatz für den verbliebenen Rest. Auch mit einem halben Glas kann man seinen Durst noch ein wenig stillen. Oder sich darum kümmern, dass nachgeschenkt und das Glas wieder aufgefüllt wird. Pessimisten werden das Glas nicht mehr anrühren, weil sie glauben, nur die Hälfte lohne ja nicht. Sie suchen einen Schuldigen dafür, dass ihnen nur halb eingeschenkt wurde. Wenn andere schuld sind, müssen sie ja nicht mehr aktiv werden.

Unsere Einstellung macht also den Unterschied, ob wir Schwierigkeiten als Chance oder Hürde begreifen. Wir kennen viele Familien, die aus der Not eine Tugend machten. Während andere ihre Autos packten und in den Süden fuhren, packten sie ihre Rucksäcke und wanderten in der Umgebung, hielten Picknick auf der Wiese und beobachteten

Käfer. Ihre Kinder hatten auch Ferienerlebnisse, aber eben anderer Art. Für sie war das Glas noch immer halbvoll. Sie waren nicht neidisch auf ihre Mitmenschen, sondern gestalteten das Leben mit ihren Mitteln und Möglichkeiten.

Besuchen Sie Kinder-Flohmärkte, statt teurer Bekleidungsgeschäfte und Sie werden staunen, wie wenig es kostet, den Nachwuchs dennoch modern einkleiden zu können.

Ihre Rente reicht nicht mehr für die Miete, weil die Wohnung zu groß ist? Dann suchen Sie sich eine andere oder vermieten Sie die Kinderzimmer an Studenten (falls der Vermieter nichts dagegen hat). Aber unternehmen Sie etwas, damit das Glas bei Ihnen halbvoll ist und nicht halb leer.

Wer von Natur aus dazu neigt, die Dinge durch die schwarze Brille zu betrachten, muss unbedingt an sich arbeiten und dazu bewusst einen anderen Blickwinkel einnehmen. Versuchen Sie bei allem, was das Leben manchmal Schlimmes für Sie bereithält, etwas Positives zu sehen. Auch wenn das Haus abgebrannt es, irgendwie wird es weitergehen. Aber nur, wenn Sie bereit sind, aktiv zu werden.

Q wie Quelle

Haben Sie ein Wertesystem? Worin sehen Sie den Sinn Ihres Lebens? Was gibt Ihnen Kraft in schwierigen Zeiten? Wie werden Sie mit der Endlichkeit des Lebens fertig? Welche Erklärung haben Sie für all das Leid der Welt?
Woraus schöpfen Sie Ihre Werte, Ihre Kraft? Woher haben Sie Weisheiten und Einsichten gewonnen? Wer war Ihnen Hilfe auf dem Weg ins Leben? Was ist Ihr Ziel für die nächste Zeit?

Wer solche Sinnfragen schlüssig für sich beantworten kann, kann Sinn weitergeben. Vielleicht haben Sie bisher alles gedankenlos genommen, wie es kam. Dann wird es Zeit, sich klarzumachen, woran Sie glauben, was Ihnen wichtig ist. Egal, ob Sie Atheist, Muslim, Christ oder Angehöriger einer anderen Religion oder Ideologie sind, wichtig ist, dass Sie für sich und Ihre Angehörigen Ihr Sinn-Fundament benennen können. Das ist vor allem wichtig für Sie selbst, sonst wissen Sie nicht, wohin Ihre Lebensreise noch gehen soll und wo sie enden wird.
Wer für sich beantwortet hat, warum und wofür er oder sie lebt, übernimmt Verantwortung und hat das Heft des Handelns in der Hand. Der wird auch dafür sorgen, dass er oder sie ein würdiges Ende findet und seinen Angehörigen die Last dafür nehmen, was aus seinen sterblichen Überresten werden soll.

Wenn Sie keine Quelle haben, aus der Sie schöpfen können, ist es noch nicht zu spät, sich auf die Suche nach einer zu machen. Verfolgen Sie zurück, was Sie in jungen Jahren geprägt hat, von welcher Quelle sich das speiste, was Ihre Eltern getragen hat. Überlegen Sie, ob Sie zu dieser Quelle zurückkehren wollen oder ob Sie sich eine neue suchen müssen. Aber klären Sie diese Fragen unbedingt, auch wenn Sie schon Großeltern sind. Die junge Generation erwartet von uns in dieser Hinsicht Wegweisung. Werden Sie deshalb zur Quelle für die jungen Menschen.

R wie Rücksicht

Was regen sich Großeltern oft auf über diese rücksichtslose Jugend, wie sie unhöflich und vorlaut ist und in der Straßenbahn auf ihren Plätzen lümmelt, anstatt älteren Menschen einen Platz anzubieten.

Und Sie haben nicht Unrecht. Ja, auch wir kennen noch die Zeiten, wo wir uns als Kinder erstmal umschauen mussten, ob da nicht ein Erwachsener oder ein älterer Mensch Anspruch hätte, bevor wir uns auf einen freien Platz setzten. Und sobald sich an der nächsten Haltestelle ein alter Opa näherte, hatten wir aufzustehen. Ja, das waren noch Zeiten. Heute geschieht es recht selten, dass jungen Menschen einfällt, ihren Platz zu räumen. Nicht weil sie unhöflich sind, sondern sie sind beschäftigt. Mit Mailschecken und WhatsApp schreiben. Sie nehmen ihre Umgebung erst in zweiter Linie wahr. Und sie wurden anders erzogen. Die Erwachsenen sind nicht mehr die Halbgötter, die unbedingten Gehorsam fordern können, sondern Partner der jungen Menschen. Es ist gut, dass die Zeiten des untertänigen Gehorsams vorbei sind. Es ist gut, dass Eltern nicht mehr unantastbar sind und sich alles erlauben dürfen ihren Kindern gegenüber.

Deshalb aber sind die Zeiten gegenseitiger Rücksicht nicht vorbei. Gegenseitiger. Denn wer von der Jugend Rücksicht fordert, darf selbst mit gutem Beispiel vorangehen. Wir machen oft die Beobachtung, dass gerade die ältere Generation sich rücksichtslos und vorlaut verhält. Ältere Menschen werden plötzlich zu Dränglern, die von ihren Ellenbogen Gebrauch machen. Dieses Verhalten ist einer Unsicherheit geschuldet, der Angst, abgehängt zu werden, im Bus keinen Sitzplatz zu finden oder beim Bäcker übersehen zu werden. Eigentlich sind die meisten Alten freundliche, nette, hilfsbereite Menschen, die sich aber in der Ellenbogengesellschaft einen Platz sichern müssen.

Autofahrer werfen ab und zu einen Blick in den Rückspiegel, schauen aber die meiste Zeit nach vorne, wo das eigentliche Ziel liegt. Manchmal ist eine Rück-Sicht wichtig, damit wir Wesentliches begreifen. Es gab und gibt Dinge im Leben, die erweisen sich im Rückblick als Marksteine, etwas, an dem sich Umstände und Wege entschieden haben. Weil es finanziell nicht zu stemmen war, musste der Sohn sein Studium abbrechen und eine Lehre beginnen. Weil kein W-LAN verfügbar war, kam die Mail nicht an und die Freundin heiratete einen andern. Weil die Hebamme zu spät den Arzt dazu holte, erlitt das Kind einen Geburtsschaden. Weil sie sich doch überreden ließ mitzugehen aufs Oktoberfest, fand sie dort die Liebe ihres Lebens. Weil er den Routinegesundheitscheck absolvierte, wurde der Tumor gefunden.

Rück-Sichten sind wichtig für eine eigene Bestandsaufnahme. Versuchen Sie so eine Rück-Sicht möglichst objektiv durchzuführen. Ohne Vorwürfe oder Schuldzuweisungen. Denn vieles, was geschehen ist, kann man nicht mehr ändern. Wir können daraus nur die richtigen Schlüsse ziehen und es besser machen. Können versuchen, andere Wege zu beschreiten oder bestärkt den jetzigen fortsetzen.

Wer aber nur zurückschaut, wird unbrauchbar für die Gegenwart und untauglich für das Leben. Wer richtige Rück-Sicht übt, wird ein rücksichtsvoller, vergebungsbereiter Mensch werden.

S wie Schlucken

Wenn Großeltern das »Schlucken« im Sinne von etwas Hinnehmen beizeiten lernen, werden sie es leichter haben im Umgang mit Kindern und Enkeln.

Wir meinen damit aber nicht, dass Großeltern hinnehmen müssen immerfort vorgeführt zu werden oder sich beleidigen zu lassen. In solchem Fall ist Handeln geboten.

Wir meinen die Konflikte, Worte oder Handlungen, die manchmal wie feiner Sand ins Getriebe einer Familienbeziehung gestreut werden.

Da vergisst die Tochter, Opas Anzug von der Reinigung mitzubringen. Den wollte der Großvater heute Abend in die Oper anziehen. Statt einer Entschuldigung sagt sie nur, der Großvater könne doch einen andern Anzug anziehen.

Oder der Enkel weigert sich, Omas Milchreis zu probieren und sein Vater springt ihm bei und sagt laut und deutlich, dass er dieses Gericht noch nie so recht mochte.

Oder die Großeltern sparen auf eine neue Polstergarnitur, weil die alte doch schon recht durchgesessen ist. Doch wird das Vorhaben verschoben, weil die junge Familie dringend eine Finanzspritze braucht, um ein größeres Auto erwerben zu können. Anstatt eines Dankeschöns nimmt die Tochter das Geld und verschwindet eilig.

Wir könnten die Aufzählung solcher Konflikte endlos fortsetzen und alle anderen Großeltern könnten sich beteiligen.

Es hängt sehr von unserm Temperament, unserer Mentalität oder auch unserer Nationalität ab, wie wir solche Konflikte empfinden. Fühlen wir uns in unserer Ehre gekränkt? Sagen wir vielleicht sogar: Schwamm drüber? Brechen wir den Kontakt ab und schotten uns gegenüber der jungen Familie ab?

Oder glauben wir, »schlucken« gehöre zur Stellenbeschreibung für Großeltern? Da kann man sowieso nichts machen und lassen darum alles mit uns machen? Gelitten wird dabei im Stillen?

Machen wir uns nichts vor, es gibt schon manchen Brocken, den zu schlucken, unheimlich schwerfällt. Ein unbedachtes Wort, eine Geste, ein Blick, eine Handbewegung – all das kann dazu beitragen, dass sich Großeltern und Kinder auf lange Zeit entzweien.

Wie unterscheiden wir, ob der Konflikt eine Auseinandersetzung lohnt?

Es liegt an Ihrem Empfinden und Befinden, ob Sie eine Auseinandersetzung beginnen wollen oder nicht. Da wollten Sie Gutes tun und bringen zum Kaffeetrinken einen selbstgebackenen Kuchen mit. Um den Kaffeetisch sind Ihnen fremde Leute versammelt, alles Kollegen Ihrer Tochter. Die nimmt Ihnen den Kuchen ab, ohne ein Wort darüber zu verlieren und lässt Sie am Tisch Platz nehmen. Serviert wird aufgetauter Kuchen aus der Kühltruhe des Supermarktes. Ihren Kuchen bekommen die Gäste nicht auf die Teller. Das ist für Sie natürlich merkwürdig und ärgerlich. Jetzt könnten Sie lauthals verlangen, dass Ihr Kuchen gebracht wird. Wenn Sie das täten, würden Sie die Tochter eventuell bloß stellen vor ihren Kollegen, weil der Eindruck entstünde, sie sei noch sehr abhängig vom den Eltern, ein Nachteil, wenn die Karriere geplant ist.

Also wäre es doch besser, den Brocken der Zurückweisung für den Moment zu schlucken, aber später an geeigneter Stelle mit der Tochter das Gespräch zu suchen. Haben Sie sich klug verhalten, wird sich Ihr Kind sogar bei Ihnen bedanken und Sie können miteinander abmachen, dass Sie nie wieder unaufgefordert Kuchen mitbringen werden. Ihre Tochter wird Ihnen in Zukunft ein Signal geben, wenn sie Ihren Kuchen möchte. Brocken geschluckt und verdaut.

Dieses kleine, belanglose Beispiel soll verdeutlichen, dass Sie Ihre Befindlichkeit vielleicht doch im ersten Moment klugerweise verbergen sollten, aber den Brocken keinesfalls tagelang im Halse stecken lassen.

Suchen Sie das Gespräch. Einigen Sie sich auf grundsätzliche Dinge, stecken Sie auch mal Kritik weg. Lernen Sie, großzügig über Kleinigkeiten hinwegzusehen, wenn die Tochter darauf besteht, dass Sie auf Socken ins Wohnzimmer schleichen, aber wenn die Enkel in Gummistiefeln übers Parkett laufen, nichts gesagt wird. Es gibt Wichtigeres im Leben, oder?

T wie Toleranz

Toleranzen gibt es in jedem Lebensbereich. Ob es sich um unsere persönliche Gewichtstabelle handelt oder beim Gardinenmaß, überall wird mit zulässigen Toleranzen hantiert. Selbst mobile Radarfallen haben Toleranzen einkalkuliert, wenn sie die Geschwindigkeit messen.

Eine »Null-Toleranz« wird gefordert in Sachen Alkohol am Steuer. Also null Promille.

Im Leben haben wir ebenso Toleranzen. Es gibt Normen und Regeln, wo kaum Toleranz möglich ist. »Null Toleranz« gegenüber Rechter Gesinnung. Oder »Null Toleranz« gegen Schwarzfahrer. Manche Großeltern haben ihre Toleranzen über Jahrzehnte so perfektioniert, dass man sich in ihrer Umgebung ängstigt. Nicht anständig gegrüßt? Null Toleranz. Beim Essen die Ellenbogen auf dem Tisch gehabt? Null Toleranz. Mathearbeit verhauen? Null Toleranz. Wobei Null Toleranz heißt, wir wollen mit dir nichts mehr zu tun haben, du brauchst uns nicht mehr zu kommen. Wer eine solche Toleranzschwelle aufbaut, wird ein selbstgerechter Mensch, ein Meckerer und unausstehlich.

Was geht es uns an, wenn die Enkel in der Schule mal eine schlechte Note kassieren? Das ist doch Sache der Eltern! Heben wir uns unsere Toleranzen doch für wichtige Dinge auf.

Da fasst einer Ihre Enkeltochter an und hofft auf Ihr Verständnis, nachdem er was von schlechter Kindheit gefaselt hat? Null Toleranz.

Sie erwischen den Kerl, der Ihrem Enkelsohn Drogen verkaufen wollte endlich und übergeben ihn ungeachtet seines Gejammers, der Polizei, denn: null Toleranz.

Legen Sie Ihre Null-Toleranzgrenze bei dem an, was wichtig ist. Wichtig ist, dass die Kinder nicht an Drogen kommen, wichtig ist, dass die Kleinen nicht auf Seiten im Internet gehen, die auch nicht für Erwachsene empfehlenswert sind.

Was wichtig ist für Sie, das legen Sie selbst fest. Aber achten Sie dabei auf Ihre Echtheit und Eindeutigkeit. Wenn Sie Ihrem Teenager-Enkel verbieten, auf Porno-Seiten zu surfen und er kommt dazu, während Sie selbst so einen Film schauen, werden Sie unglaubwürdig. Wenn Sie Null-Toleranzen festlegen, die Sie selbst nicht einhalten können, haben Sie verspielt. Unsere Enkel wollen keine perfekten, aber echte Großeltern. Da sind ihnen die mit Fehlern und Schwächen doch am liebsten. Solche, die zu dem stehen, was auch bei ihnen nicht rund läuft und die nicht so tun, als wären sie perfekt.

Lassen wir unsere Kinder ihre eigenen Fehler machen. Mancher braucht solche Folgen, um daraus zu lernen. Toleranz bedeutet, Abweichungen im System hinzunehmen. Darum fassen Sie es nicht als persönliche Beleidigung auf, wenn die Kinder vieles anders machen, als Sie es gewohnt sind.

Toleranz ist keine Gleichgültigkeit

Wer alles hinnimmt, weil er ja »tolerant« ist, hat sich der Gleichgültigkeit verschrieben. Dahinter wird dann alles versteckt, was das Potential zur Auseinandersetzung hätte. Werden Sie nicht gleichgültig, wenn Ihr Enkelkind in ernsthafte Schwierigkeiten gerät, weil Sie glauben, damit ein großes Maß an Toleranz zu verkörpern. Toleranz bedeutet nicht, dem Enkel alles durchgehen zu lassen. Sie dürfen aber so tolerant sein und es ihm nicht ständig vorzuhalten. Toleranz heißt nicht, dass Kinder oder Enkel Sie vor Ihren Karren spannen dürfen. Wenn etwas schief läuft, versuchen Sie eine Klärung oder Hilfe. Werden die Enkel misshandelt oder vernachlässigt, wäre das Vertuschen Ihrerseits eine unzulässige Gleichgültigkeit. Verbünden Sie sich in solchem Fall mit den zuständigen Behörden, wie dem Jugendamt. Die haben rechtliche Vollmachten in solchen Fällen zu handeln. Hilfe zu holen ist nicht peinlich, sondern zeugt von Stärke und konsequenter Haltung.

U wie Umgang

Wie gehen wir miteinander um? Höflich und respektvoll oder eher abwertend und ruppig? Ehrlicher Umgang bedarf keiner salbungsvollen Worte. Manchmal ist ein hart, aber herzlich da besser. Unsere Enkel sollen wissen, woran sie sind. Großeltern, die sich hinter Floskeln verstecken, wirken wenig glaubhaft. Twitter und SMS sind gute Hilfsmittel, bauen aber keine persönlichen Freundschaften auf. Es sind wirklich nur Kurz-Nachrichtendienste.

Was lernen unsere Kinder vom Umgang der Großeltern miteinander? Dass die sich eigentlich nichts zu sagen haben oder sich gar nicht mehr ausstehen können? Dass Oma den Opa immer bevormundet, ihn wie einen kleinen Jungen ausschimpft oder wie einen Hund behandelt, der sich in seine Ecke verziehen soll, weil jetzt Kinder und Enkel zu Besuch sind?

Wie erleben wir den Umgang der Enkelfamilie? Als ruppig mit einem gewöhnungsbedürftigen Wortschatz?

Auch hier gilt: Versuchen Sie nach Möglichkeit, sich rauszuhalten. Eine keifende Oma, die jeden Satz verbessern muss: »Dumme Kuh ist ein böses Schimpfwort«, erntet keine Zuneigung und keine Sympathien. Und Tiernamen hat sich früher auch Oma mit ihren Geschwistern an den Kopf geknallt, sie hat es nur vergessen oder verdrängt. Wenn Sie jedoch bemerken, dass der Umgang in Ihrer Enkelfamilie von einer gewissen Verrohung zeugt, sprechen Sie die Eltern drauf an. Bieten Sie Ihre Hilfe an oder geben Sie, falls gewünscht, Ratschläge.

Sollten Sie auch zur Zielscheibe gewöhnungsbedürftiger Ausdrücke werden, so verweigern Sie die Annahme. »Die ist Wagenschmiere«, sagte meine Mutter manchmal, ich heiße Mutti«. Es schadet keinem Kind, wenn es beizeiten respektvollen Umgang und Höflichkeit lernt. Das ist nicht nur bereichernd für die Umgebung, sondern auch für die eigene Persönlichkeit. Wir bauen unsere eigene Würde auf und schützen sie.

V wie Vertrauen

Vertrauen ist die Basis von allem

Ohne Vertrauen geht es nicht. In allem. Oder wiegen Sie jede Tüte Mehl nach? Ich vertraue darauf, dass die angegebene Menge wirklich darin enthalten ist. Ich schicke auch keinen gekauften Saft zur Überprüfung ins Labor. Und wenn der Zahnarzt sagt, der Zahn muss raus, vertraue ich ihm und lasse den Zahn entfernen.

Weniger vertrauensselig bin ich, wenn es um Kleidung geht. Da vertraue ich nur meinem eigenen Gespür, denn die Verkäufer stehen unter enormem Umsatzzwang, die verkaufen jedem alles, sagt mir mein Misstrauen.

Vertrauen falsch investiert kann böse Folgen haben. Enkeltrickbetrüger und andere Ganoven versuchen mittels erschlichenem Vertrauen alten Leuten Geld, viel Geld, aus der Tasche zu ziehen. Hinterher ist der Schaden groß und das Gejammer auch: Dem Falschen vertraut. Also vertrauen wir in Zukunft niemandem mehr. Alles Betrüger und Gauner.

Auch das wäre ein falscher Ansatz.

Vertrauen ist eine Investition, die auch manchmal verloren gehen kann

Wenn Vertrauen verloren ging, ist Regenerierung sehr schwer. »Wer einmal lügt, dem glaubt man nicht, auch wenn er gleich die Wahrheit spricht«, sagt der Volksmund. Wie viel Vertrauen hat die Politik inzwischen verspielt, weil sie das Vertrauen der Wähler missbrauchte. Da werden gegebene Wahlversprechen einfach gebrochen. Weil der Wähler sich betrogen fühlt, wählt er in Zukunft nur solche Leute, die populistische Parolen rufen und gegen die etablierten Politiker wettern. Und wieder fühlt man sich betrogen. Hat wieder aufs falsche Pferd gesetzt.

Da ist die Frau, die von ihrem Mann betrogen wurde. Also findet sie zukünftig, dass kein Mann treu sein kann.

Da sind die Großeltern, deren Enkel ihnen Geld aus der Börse stahl. Jetzt sind plötzlich alle Kinder Diebe und Betrüger.

Von vorne beginnen

Wer sich zur Maxime gemacht hat, grundsätzlich misstrauisch durch die Welt zu laufen, wird ein unangenehmer Zeitgenosse, weil er oder sie zum Kontrollfreak mutiert. Alles wird hinterfragt, jede noch so harmlose Begegnung zum Verhör, niemand darf etwas wissen, alles wird vor den andern versteckt. Es ist kein spontanes Leben mehr möglich, weil man überall Verrat und Betrug wittert.

Selbst wenn jemand aus der Familie Ihr Vertrauen schändlich missbraucht hat, wagen Sie den Versuch eines Neuanfangs. Wagen Sie eventuell sogar den ersten Schritt und reichen Sie die Hand über den tiefen Graben, der Sie trennt. Man wird Ihnen sehr dankbar sein und wissen, dass es Ihnen nicht leicht gefallen ist.

Denn: Vertrauen ist die mutige Entscheidung, sich auf den andern einzulassen.

W wie Wurzeln

»Xavier«, der Sturm der im Herbst 2017 den gesamten Zugverkehr in Norddeutschland zum Erliegen brachte und noch dazu sieben Menschenleben kostete, entwurzelte unzählige Bäume. Zu glauben, diese Bäume hätten fest verwurzelt im Erdreich gestanden, war ein fataler Fehler.

Ob Film oder Roman, viele Dramen greifen dieses Thema auf: Da glauben alle, die betreffende Familie sei eine Einheit, eine unerschütterliche Festung und dann geschieht das: Durch einen Umstand zerfällt alles, die Familie zerbricht.

Viele Dynastien verweisen stolz auf ihre Abstammung, präsentieren einen Stammbaum, der viele Jahrhunderte zurückreicht. Die Mitglieder solcher Familien wissen, woher sie kommen und was sie ihren Vorfahren schuldig sind. Familien mit einem großen Stammbaum werden von einem einzigartigen Sendungsbewusstsein getragen. Das Vermächtnis des berühmten Vorfahren in Ehren halten, die Firma, die schon der Urgroßvater gründete, weiterzuführen. Oder sich der Gaben und Fähigkeiten bewusst zu werden, die als Erbgut weitergegeben wurden. In dieser Familie wurden die Söhne immer Politiker oder Arzt oder Forscher. So einen imaginären Auftrag auszuführen kann manchmal zu Konflikten führen. Weil der Sohn andere Neigungen und Interessen hat als Politik oder Medizin.

Dennoch ist das Wissen um seine Wurzeln, das Wissen um die eigene Herkunft, ein riesiger Schatz. Denn wer weiß, woher er kommt, hat Sicherheit. Er kennt seinen Platz und muss nicht lange nach seiner Bestimmung suchen. Diese Sicherheit wiederum kann er der nächsten Generation weitergeben.

Aus solcher Sicherheit kann aber auch eine unheimliche Bindung entstehen. Wer in den Fängen der Ahnen ist, muss viel aufbieten, um dem zu entkommen. Es gibt einfach »Aufträge«, die können wir nicht mehr erledigen. Beispielsweise können wir nicht die »Heimat im Osten« zurückholen. Das ist Geschichte. Wir könnten uns zwar dort ansiedeln, aber das wäre auch nicht wirklich ein Zurückholen, wie es unseren Ahnen gefallen hätte. Also bleibt dieser Auftrag unerledigt – und das ist gut so. Denn schließlich waren es unsere Vorfahren, die diesen unsäglichen Krieg mit seinen schlimmen Folgen getragen haben. Das ist nicht unsere Schuld. Wir sind hoffentlich klüger und handeln nicht so wie sie, indem wir einer Leitfigur zujubeln, die uns ins Verderben stürzt.

Und mancher tat sich schwer, war aber mutig genug, die Familientradition auf anderem Gebiet zu durchbrechen, indem er oder sie der erste Künstler, die erste Künstlerin wurde, anstatt Arzt oder Jurist. Wer gelernt hat, dass er oder sie die Verantwortung für ihr oder sein Leben trägt, wird von seinen Nachkommen nicht kategorisch verlangen, genau in die Fußspuren der Ahnen zu treten. Jeder darf sein Leben nach seinen Fähigkeiten leben. Es gelingt besser, wenn er um seine Wurzeln weiß.

Jeder gehört zu einem Stammbaum, kommt aus einem »Stall«

Ohne Wurzeln gibt es keine Standfestigkeit und kein Wachstum. Sollten Sie keine wirklichen Wurzeln haben, so bilden Sie welche für die nächste Generation. Das tun Sie indem Sie alles daran setzen, aus Ihrer Familie eine Einheit zu machen, Menschen, die füreinander da sind, miteinander teilen. Ein Zuhause, das Geborgenheit gibt. Solche Wurzeln sind stark.

Z wie Zurückhaltung

Es ist wie beim Fotografieren: die Großen bitte nach hinten.

Der Trainer steht am Rande des Spielfeldes, der Chef sitzt in der obersten Etage, der Gärtner bearbeitet das Beet zwar, lässt aber die Pflanzen in Ruhe wachsen. Auch wenn der Chef die Geschicke der Firma lenkt, wird er dem erfahrenen Arbeiter in der Fabrikhalle nicht in die Fertigung reinreden. Denn der macht diese Handgriffe täglich und beherrscht sie aus dem ff. Also wird sich ein kluger Chef zurückhalten bei einem Rundgang durch die Fabrikhalle.

Erst zuhören, dann entgegnen, nicht stets Recht haben wollen

Das gleiche gilt auch für uns Großeltern. Vielleicht sind Sie vom Alter her der Chef des Familienclans und in anderen Kulturen hätten Sie jetzt alle Entscheidungsbefugnis, dennoch sollten Sie sich in Zurückhaltung üben. Lassen Sie die Pflänzchen wachsen, indem Sie das Ihre dazu beitragen. Sorgen Sie dafür, dass Ihre Enkel alles bekommen, was sie brauchen: Zuwendung, Hilfe, Liebe, Vertrauen. Sorgen Sie in zurückhaltender Weise für alles. Gehen Sie, wie ein Fußballtrainer, an den Spielfeldrand, oder noch besser: setzen Sie sich in die Fan-Kurve und feuern Sie Ihre Spieler an. Manchmal wird Ihre Erfahrung gebraucht, meistens aber brennen die jungen Fußballer darauf, durchs eigene Spiel sich auszuprobieren. Dann lassen Sie sie.

Ob in Geschmacks- oder Erziehungsfragen, üben Sie sich in Zurückhaltung. Zurückhaltung ist eine weise Entscheidung, denn Sie wissen, Moden und Trends kommen und gehen. Nur Weniges bleibt beständig.

Abstand halten

In der Kunst braucht es Abstand, um ein Gemälde recht betrachten zu können. Wenn wir unsere Kinder und Enkel zu sehr einengen, können die sich nicht entwickeln. Wer so handelt, macht sich keine Freunde. Im Gegenteil, er zerstört die Pflänzchen, macht sie unbrauchbar. Sie werden im Leben immer hin und her geschubst werden.

Erdrückende Nähe

Sollten Sie mit Ihren Kindern und Enkeln in einem Haus oder sogar einer Wohnung leben, so üben Sie sich noch mehr in Zurückhaltung. Bedenken Sie: Auch die junge Familie hat das Recht auf Privatsphäre. Und wenn die behaupten, dem sei nicht so, belehren Sie als ältere Menschen die Jungen eines Besseren. Sehen Sie zu, dass Sie nicht ins Familiengetriebe geraten. Vermeiden Sie Parteinahme oder Angriff. Machen Sie sich nicht zum Maß, an dem sich alles entscheidet. Sondern lernen Sie, sich zu fügen. Selbst, wenn das Haus eigentlich noch Ihnen gehört, aber Ihre Kinder mit darin leben. Spielen Sie die Trumpfkarte als Hausbesitzer keinesfalls aus, das könnte böse enden, der Schuss wirklich nach hinten losgehen. Selbstverständlich haben Sie ein Wörtchen mitzureden, wenn es um Sanierung geht, dennoch müssen Sie versuchen, alle Probleme in einem vernünftigen Gespräch zu klären.

Lassen Sie Ihre Anwesenheit keinesfalls zur unnötigen Last für Kinder und Enkel werden. Wenn Sie zurückhaltend leben, wird man Sie bestimmt nicht abschieben, wenn Sie ein Pflegefall geworden sind. Sollten Sie hilflos werden, wird das keinen Triumph auslösen, sondern Betroffenheit und Hilfsbereitschaft.

Homepage

www.grosselternakademie.de

Blogg für Großeltern

www.omananne.wordpress.de

Praxisblogg

www.klettenander.wordpress.de

Youtube-Kanal

 grosselternakademie

Der tägliche Impuls

📱 @grosseltern_ak

📘 grosselternakademie

Marianne und Reinhard Kopp

Typisch Oma, typisch Opa?!

Wir Großeltern von heute

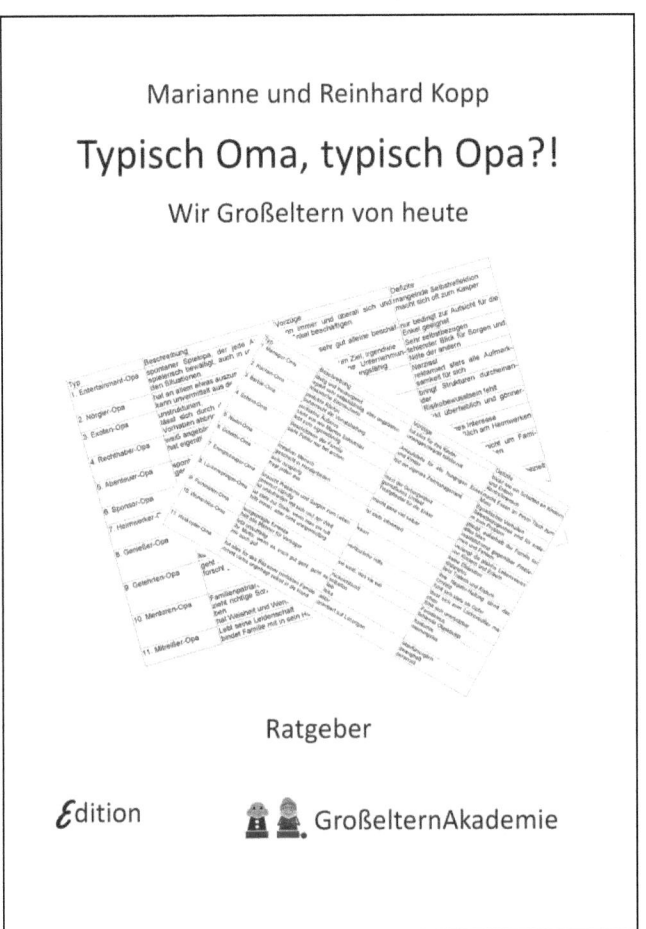

Ratgeber

$\mathcal{E}$dition GroßelternAkademie

396 Seiten, 12,99 EUR

ISBN 9783749471973

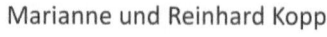

Marianne und Reinhard Kopp

Coole Großeltern

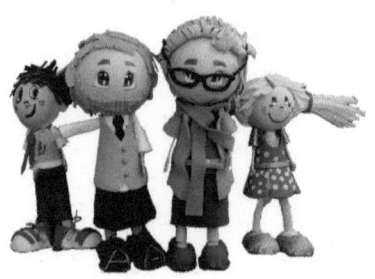

Ratgeber

*E*dition GroßelternAkademie

52 Seiten, 3,99 EUR
ISBN 9-783750-403321